实用颈椎疾病患者指导

主编 何 达 何 蔚 赵 宇 杨 强

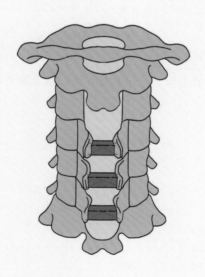

科学出版社

北京

内 容 简 介

  本书由北京积水潭医院脊柱外科医师根据临床经验编写而成，全书共9章，分别阐述了颈椎病基础知识，颈椎相关疾病，其他脊柱外科疾病，以及颈椎手术围手术期准备、手术方式、术后主要并发症、术后康复细节和颈椎影像学检查的特殊用途等。本书从多角度、多层面对患者及其家属密切关心的问题做了系统、全面的阐述。

  本书具有科学性、先进性和实用性，可供低年资脊柱外科医师、医学生和基层医院医护人员及脊柱疾病患者参考阅读。

图书在版编目（CIP）数据

实用颈椎疾病患者指导/何达等主编 . –– 北京： 科学出版社，2024.3
ISBN 978–7–03–077936–6

Ⅰ . ①实… Ⅱ . ①何… Ⅲ . ①颈椎—脊椎病 – 诊疗 Ⅳ . ① R681.5

中国国家版本馆 CIP 数据核字（2024）第 031232 号

责任编辑：王海燕/责任校对：张 娟
责任印制：师艳茹/封面设计：吴朝洪

科 学 出 版 社 出版
北京东黄城根北街 16 号
邮政编码：100717
http://www.sciencep.com

北京汇瑞嘉合文化发展有限公司印刷
科学出版社发行 各地新华书店经销
*

2024 年 3 月第 一 版 开本：880×1230 1/32
2024 年 3 月第一次印刷 印张：5 1/8
字数：129 000
定价：**49.90 元**

（如有印装质量问题，我社负责调换）

《实用颈椎疾病患者指导》编写人员

主　编　何　达　何　蔚　赵　宇　杨　强

副主编　黄　霖　陈华江　顾　锐

编　者　（按姓氏笔画排序）

马晓生　马腾飞　王　征　王贝宇

王玉梅　刘　浩　李　楠　李方财

陆　声　陈芷宁　罗小辑　周非非

郎　昭　韩　骁

插　图　杨燕昆

颈椎病是由颈椎间盘退行性变及其继发性椎间关节退行性变所致脊髓、神经、血管损害而表现出相应症状和体征的一种疾病。随着医学对颈椎病认识的增加，人口老龄化的进一步加剧，交通事故发生率增高，年轻人长期伏案工作现象的增加，颈椎病患者越来越多，尤其呈年轻化趋势，不仅给广大患者造成一定的痛苦，也带来不同程度的精神压力，影响其工作、学习和生活。颈椎病可分为颈型、神经根型、脊髓型、椎动脉型、交感神经型和其他型；临床表现主要分为局部症状和全身症状，包括颈肩痛、四肢麻木、行走无力、"踩棉花感"等，严重者出现大小便功能障碍，甚至截瘫。颈椎病的治疗方法分为非手术治疗和手术治疗两大类。一般情况下，绝大多数颈椎病患者完全可以在医师和专业人员指导下，应用各种非手术治疗方法达到治疗和康复的目的，早期治疗包括佩戴软颈托、牵引治疗、物理治疗、避免高风险活动及药物治疗等。后期以手术治疗为主，手术与否、采取什么手术方式等取决于脊柱外科医师的判断。

本书由北京积水潭医院脊柱外科医师根据大量临床经验编写而成，针对患者及其家属密切关心的各种颈椎病问题从多角度、多层面进行了系统、全面的解答，图文并茂，浅显易懂，方法具体，操作性强。书中的不足和疏漏之处，敬请广大读者和同仁斧正。

何　达

北京积水潭医院脊柱外科主任

中华医学会骨科学分会脊柱外科学组委员、秘书

中国生物医学工程学会医用机器人工程与临床应用分会候任主任委员

中国医疗保健国际交流促进会脊柱医学分会副主任委员

北京医师协会骨科专科医师分会总干事、常务理事

亚太颈椎外科学会（APCSS）执行委员

目 录

第1章

颈椎病概述

一、什么是颈椎病

颈椎病是指颈椎间盘退行性变及其继发性椎间关节退行性变所致脊髓、神经、血管损害而表现出相应症状和体征的一种疾病。该定义包含3个方面的内容：①颈椎间盘退行性变或椎间关节退行性变；②这些退变累及周围组织；③周围组织受累后出现相应的临床表现。

临床医师一般认为，颈椎病是指颈椎间盘退行性变或颈椎长期劳损等原因导致的颈椎椎体序列改变、椎间盘变性突出、椎体后缘骨质增生、钩椎关节增生骨刺形成、关节突关节增生或黄韧带肥厚等引起颈椎椎管、椎间孔或横突孔变形狭窄，以及颈椎不稳定，以致直接刺激压迫或通过压迫影响血液循环，使颈脊髓、神经根、椎动脉或交感神经发生功能障碍，从而出现一系列相应临床症状的疾病。

二、哪些人易患颈椎病

颈椎病的病因非常复杂，各种因素之间又相互作用，很难明确地界定哪一类人更易患颈椎病。但多数学者认为，颈椎病的发病基础是颈椎间盘退行性变及继发性椎间关节的退行性变，因此，随着年龄的增长，颈椎关节大量活动、劳损的积累，其发病率逐渐增加，

40岁以上的中、老年人发病概率明显增加。此外，长期从事刺绣、缝纫、绘画、书写、电脑操作的人及大多数脑力劳动者，以及头颈部活动频繁和从事颈部易受伤职业的人员，有颈椎外伤病史者，颈椎退变老化的速度会比一般人更快一些，因而成为颈椎病的高发人群。

三、颈椎骨质增生一定是颈椎病吗

不少人认为颈椎部位的骨质增生是颈椎病，其实不然。因为颈椎病是一种比较复杂的颈段脊柱的临床综合征，其不仅有骨质增生等异常表现，还有颈脊髓或颈神经根及交感神经，或椎动脉受到刺激或压迫而出现的相应症状。颈椎在 X 线片上所表现的骨质增生，只是颈椎为适应长期的运动和负荷而产生的一种生理性退行性变化，是一种退变的象征。

据统计，有45%～50%的≥40岁者出现骨质增生，80%以上的＞60岁者或多或少出现骨质增生。随着年龄的增长，关节软骨逐渐退化，细胞的弹性减少，骨关节在不知不觉中被磨损，尤其是活动度较大的颈椎关节。损伤的关节软骨没有血管供给营养时则很难修复。这时，在关节软骨的周围，血液循环较旺盛，出现代偿性软骨增长，即为骨质增生的前身。久之，增生的软骨钙化，这就是骨质增生，也称为骨刺。事实上骨质增生既是生理性的，又可能转变为病理性的。骨质增生可以使因颈椎间盘变性而不稳定的颈椎节段变得较为稳定，但同时也可能对周围神经、血管产生压迫，导致相应的临床改变。由此可见，颈椎骨质增生是造成颈椎疾病的原因之一，但不是诊断颈椎疾病的主要依据。因为从临床观察来看，颈椎疾病的症状与骨刺的有无和大小不成正比。颈椎疾病可以有骨质增生，但有骨质增生并不一定都是颈椎疾病。

一般情况下，人们看到 X 线片上颈椎骨质增生时就会紧张、害怕，唯恐将来出现四肢瘫痪，这些都是没有科学依据的。颈椎出现的骨质增生，可能是刺激或压迫神经和脊髓的一种较为合理的解释，但不是绝对和全面的。大量事实表明，这种情况仅占一部分。因为骨质增生本身并不是一种疾病，而是中、老年时期骨关节的生理性退行性改变，也是老化的一种表现。所以颈椎骨质增生并不是一种可怕的现象，即便出现也不等于就可以诊断为颈椎病，需要专科医师根据患者的具体临床症状和体征综合判定。

四、颈椎病有哪些类型

根据临床表现和解剖学的特点，颈椎病可分为以下 6 型：脊髓型、神经根型、椎动脉型、交感神经型、局部型和混合型。

1. **脊髓型** 表现为上下肢麻木、肌肉无力、步态不稳定、易跌倒，甚至出现排尿不畅、排尿困难、排便无力、便秘、四肢瘫痪。

2. **神经根型** 表现为颈、肩、肩胛区、胸前区疼痛或酸胀痛、针刺样或烧灼样痛，颈部活动受限，上肢可有发沉、无力、麻木、握力减退、肌肉萎缩等现象。

3. **椎动脉型** 表现为头晕、头痛、恶心呕吐、耳鸣等，多为一时性或颈椎处于某种姿势时出现症状，当头部离开该方位时症状消失或明显好转。

4. **交感神经型** 表现为心慌、胸闷气短、血压升高、多汗（多局限于一侧身体的某些部位）等症状。

5. **局部型** 表现为枕、颈、肩、背部疼痛，局部压痛。急性发作时颈部活动受限，颈肌僵硬，将头限制在一定位置，一侧疼痛者头偏向一侧，有时称为急性斜颈或落枕。

6. **混合型** 临床上经常发现有些患者早期为局部型，以后发展为神经根型。神经根型与脊髓型并存者也不少见。因此同时合并两种或两种以上症状者称为混合型。混合型的患者多病程长，年龄较大，大多数超过 50 岁。

五、为什么颈椎病的临床表现多种多样

颈椎病临床表现的多样性是以这种疾病的本质为基础，主要与病因及病变的部位和性质相关联。椎间盘突出及骨质增生的部位和节段不同，造成受压组织种类不同、受压程度不一，因而症状差异较大。最早期仅仅是颈神经受到刺激，引起颈部不适、颈痛及活动受限等。两侧的神经根受压后，除颈部症状外，还表现为手麻、上肢放射痛、手指抓握无力及指尖感觉过敏等。如果交感神经受刺激，则主要表现为头痛、眩晕、视力障碍等。当脊髓受压后，则主要表现为四肢麻木无力、步行困难、步态异常甚至站立不稳，以及大小便功能障碍等症状，而此时颈部的症状可能不明显。然而，几乎所有的颈椎病患者均有不同程度的颈椎活动功能障碍，如前屈后伸、侧屈旋转等活动受限等表现。总之，颈椎病引起的症状多种多样，需要由临床经验丰富的医师判定。

六、医师根据什么诊断颈椎病

1. 病史和症状　患者中年以上，有慢性发作性颈僵伴肩臂麻痛，或有头晕、头痛、耳鸣、视物模糊、猝倒症状，或有下肢麻沉无力及震颤、瘫痪，或有肢端发凉、发绀等。

2. 体征　有颈丛、臂丛神经根、椎动脉、颈脊髓、颈交感神经相关的感觉、运动、反射障碍。

3. 影像学检查　可有颈椎生理前凸消失或变为后凸、椎间隙狭窄、骨质增生形成骨赘、韧带骨化、椎管或神经根管狭窄等表现。

临床上排除其他器质性疾病，符合以上诊断标准者即可确诊。然而，应该特别指出的是，仅有影像学改变而无临床症状者，不应

确诊为颈椎病。

七、颈椎病的影像学常规检查有哪些

1. X 线片　一般要摄 7 张标准的（正侧位、双斜位、过屈过伸侧位、开口位）X 线片。

观察骨质情况，有无增生和畸形、陈旧骨折、骨破坏、骨新生灶；观察序列是否正常、颈椎椎管是否狭窄、神经根管是否狭窄，有无颈椎不稳定、半脱位等。

2. 脊髓造影和电子计算机断层扫描脊髓造影（computed tomography myelography，CTM）　脊髓造影可以动态观察脊髓受压情况，CTM 可以在横断面观察脊髓受压情况，并测量扁平率。扁平率 < 0.45 易出现脊髓受压的临床症状，< 0.30 则预后不佳。脊髓前后径 > 5mm 以上，脊髓横断面积 > 50mm^2，术后效果较好。

3. 磁共振成像　一般应有 T_1、T_2 的矢状位和横断位的 4 幅影像，用来观察脊髓形态和判断病变性质；行 MR 增强检查来进一步鉴别炎症、肿瘤等疾病。

4. 椎动脉造影　主要用来诊断或排除椎动脉型颈椎病。由于无创性磁共振椎动脉显影技术的出现，其椎动脉显影清楚，而且为无创性检查，目前在有核磁设备的医院已基本取代椎动脉造影术。

八、颈椎病的非手术治疗有哪些

不同类型的颈椎病，其治疗原则也不尽相同。在颈椎病患者中，神经根型约占 60%，交感型约占 10%，对于这些患者，绝大多数采用非手术治疗可获满意效果并有望治愈，是首选的治疗方法。

通过颈部休息或卧床休息，佩戴颈托或其他支具制动，口服或外用消炎、镇痛、肌肉松弛药等药物，颈部肌肉练习，局部封闭治疗及局部热敷等目前临床上采用的各种非手术治疗方法，可以减轻脊髓、神经、血管受到颈椎骨质增生等因素刺激压迫后的炎症性反应，在一定程度上缓解患者的临床症状，其中颈部休息和制动是确保非手术治疗有效的必不可少的基本内容。

非手术治疗简单、方便，并发症少，费用低廉，患者易于接受，是治疗颈椎病最主要也是最基本的方法，是除脊髓型颈椎病以外的各型颈椎病患者的首选治疗方法。正确地综合应用各种非手术治疗方法，大部分患者有望治愈。即使需要接受手术治疗的患者，在术前先行非手术治疗缓解症状，术后辅以非手术治疗巩固疗效也是必不可少的。

（一）药物治疗

药物治疗较为普遍，主要包括中药及西药两大类。

1. 西药治疗　目前无特效药，多以缓解疼痛、麻木等临床症状为主。不同医师治疗本病的方法有异，临床中多依据经验进行诊疗。西药治疗本病见效快，但应注意其不良反应。

（1）消炎镇痛类药物：消炎镇痛药能抑制前列腺素的生成。在损伤及炎症时，局部组织产生致痛物质，作用于痛觉感受器产生疼痛。消炎镇痛药可减少炎症时的前列腺素生成，因而对炎症有镇痛作用。

（2）肌松药：主要作用于中枢神经系统而松弛骨骼肌，并能直接松弛血管平滑肌。通过减轻肌强直和痉挛而有助于肌肉的活动，改善如颈肩综合征和腰背痛等肌张力过高症状，可缓解与脑血管和颈肌痉挛有关的头晕耳鸣症状。与其他药物联合应用，可使其药效进一步提高。

（3）消肿药：可减轻脊髓和神经根的水肿，降低组织压，缓解症状。

（4）神经营养：其药理作用是增强神经细胞内核酸和蛋白质的合成，促进髓鞘主要成分卵磷脂的合成，有利于受损神经纤维的修复，能促进神经组织的能量供应，改善神经组织的代谢和功能。

（5）外用药：剂型有膏药，乳剂，油剂等。作用于局部，活血化瘀，消炎镇痛。

2. 中药制剂　主要根据中医的痹病理论，采用行气活血，消肿散瘀，通络止痛等组方，辅以补肝肾，养气血，祛风湿等药物，从标和本两个方面对颈椎病进行治疗。

（二）推拿

在筋骨平衡理论的指导下，手法调整颈椎以纠正"筋出槽，骨错缝"的失衡状态。通过手法动态调整颈椎小关节及周围肌群以调节椎间孔间距，可相对解除神经根受压状况。手法包含多种类型，其中以推拿较为常见。推拿能有效松解软组织粘连、缓解肌肉劳损、放松肌肉紧张状态，阻断颈椎病进程中"疼痛—肌紧张—疼痛"的重要环节，恢复颈椎的生物力学平衡，同时具备简便快捷、创伤小、不良反应少的特征。推拿通过干预、影响椎体、附件、椎间盘相连接的内源性稳定系统，以及颈部肌肉维持动力平衡构成的外源性稳定系统，从而达到治疗疾病的目的，并能够以三维有限元模型为依据进行精准施治。从细分角度来讲，中医推拿涵盖多种操作手法。推拿手法包含点、按、拿、揉等非运动关节类手法，摇法、扳法、拔伸、整脊、正骨等运动关节类手法。推拿手法使患者各节颈椎之间的筋滞骨错以调整，恢复各节颈椎之间的正常位置关系。此外，推拿手法有待于临床进一步开拓，从多维度及空间进行施术。结合中医筋骨平衡理论总结的三维正骨推拿手法从矢状面、冠状面、横断面3个轴面进行手法治疗颈椎病，能够有效松解颈部肌肉、肌群，恢复肌肉、肌群力量，缓解疲劳。此治疗效果与平乐正骨"以筋为先，以衡为用"理念相符合，注重"先治筋，再调骨"。

（三）针刀疗法

针灸作为临床治疗颈椎病最常用、安全、廉价且不良反应少的疗法，深受广大患者喜爱，但因其疗程长，短期的疗效稍显逊色，而针刀能弥补这一缺陷。从本质上分析，针刀疗法是中医针刺疗法与骨伤科理论相结合的产物。针刀疗法涵盖针灸及力学知识，在此基础上以减轻临床症状。从治疗方面来讲，针刀疗法可松解减压、减张，定位精准、疗效确切、创伤小。针刀疗法多施术于结节部位，松解粘连并改善功能。临床中激痛点针刀疗法也能有效减轻神经根型颈椎病（CSR）患者的麻木和疼痛情况。

九、什么是颈椎间盘突出

颈椎间盘由于某种原因向后方突出，压迫颈神经根或颈脊髓而引起症状，称为颈椎间盘突出。椎间盘由上、下软骨终板，中心的髓核及四周的纤维环构成。下部颈椎由于负重较大，活动较多，又邻近相对固定的胸椎，故易于劳损而发生退行性改变。纤维环发生退行性变后，其强度降低，失去弹性，不能担负原来可以承担的压力，在头颅的重力、肌肉的牵拉、运动负荷过大或外力因素作用下，纤维环即向外膨出或破裂，而髓核则向后方狭窄、薄弱的部位突出或脱出，压迫神经，引起相应症状，造成颈椎间盘突出。

颈椎间盘突出的发病年龄为 25 ～ 60 岁，以 $C_5 \sim C_6$ 及 $C_6 \sim C_7$ 椎间盘为好发部位，其次为 $C_4 \sim C_5$ 和 $C_7 \sim T_1$ 椎间盘，其发生率约为腰椎间盘突出的 10%。因颈椎间盘突出的部位不同，可分别压迫脊髓和脊神经，从而产生一系列类似颈椎病的症状，临床上应注意鉴别。

十、什么是颈椎后纵韧带骨化

颈椎后纵韧带骨化（ossification of the posterior longitudinal ligament，OPLL）是指因颈椎的后纵韧带发生骨化，从而压迫脊髓和神经根，产生肢体的感觉和运动障碍及自主神经功能紊乱的一种疾病。

【发病原因】后纵韧带骨化的确切病因尚不明确，由于韧带骨化患者常同时伴有甲状旁腺功能减退或家族性低磷酸盐性佝偻病，提示钙磷代谢异常可以导致韧带骨化。创伤因素与该病发病具有密切关系，后纵韧带和椎体后缘静脉丛之间的关系紧密，当外伤或椎间盘后凸时，静脉易遭创伤作用发生出血，并进入后纵韧带引起钙化、骨化。据文献报道，15.6% 的颈椎后纵韧带骨化患者合并糖尿病。据日本学者报道，颈椎后纵韧带骨化患者中合并糖尿病者占 12.4%，而糖耐量试验异常者达 28.4%。糖尿病患者后纵韧带骨化的发生率也较正常人高。

【症状】

1. 一般概况 颈椎后纵韧带骨化的发生与发展一般均较缓慢，因此患者早期可不出现任何临床症状。但当骨化块增厚、增宽到一定程度引起颈椎椎管狭窄时，或是病变进程较快或有外伤时，或后纵韧带骨化虽不严重但伴有发育性椎管狭窄时，则可造成对脊髓或脊髓血管的压迫，因而患者多在中年以后出现症状。

2. 颈部症状 病变早期，患者颈部可由无痛而逐渐出现轻度酸痛及不适；颈椎活动大多正常或有轻度受限，可引起颈部疼痛或酸胀感。

3. 神经症状 主要是脊髓压迫症状，其特点是不同程度的、可有间歇期的、慢性进行性、痉挛性四肢瘫痪。一般先从下肢开始，渐而出现上肢症状。

（1）上肢症状：主要是一侧或双侧手部或臂部肌力减弱，并出现麻木、无力及手部活动灵活性减退，严重者不能拿笔、持筷或捏取细小物品。患者握力大多减退，肌肉呈中度或轻度萎缩，尤以大、小鱼际肌最为明显，检查时可有痛觉障碍。霍夫曼征多为阳性。

（2）下肢症状：主要表现为双下肢无力，抬举困难，拖地而行或步态颤抖、不稳定，有踩棉花感。内收肌痉挛明显者，行路呈剪刀步态。同时可有双下肢麻木、无力及痉挛。下肢肌张力增高，腱反射亢进或活跃，髌阵挛阳性，病理反射多为阳性，可有深感觉及浅感觉减退。

（3）其他症状：主要是尿道括约肌功能障碍，表现为排尿困难或小便失禁；排便功能亦多低下，每3～5天1次，常有便秘及腹胀。患者胸腹部可有束带感，且易查出痛觉障碍平面，腹壁反射及提睾反射减弱或消失。

【诊断】临床可根据上述神经学检查与下述辅助检查做出诊断。

1. 单纯 X 线片及断层摄影　颈椎侧位 X 线片可见椎体后方有异常阴影。白色棍棒状的大片骨化阴影为连续骨化型，大片散在的骨化阴影为混合型，诊断容易。但是细小的骨化阴影如分节型、局限型等，仅凭 X 线片诊断会造成误诊。

（1）骨化形态的分类：骨化形态分为分节型、连续型、混合型和局限型，共 4 个类型。

1）分节型：1 个或 2 个椎体后方有骨化物存在，但不连续，是早期的骨化类型，但在临床上可以表现出重度的症状与体征。

2）连续型：自高位椎体后缘起，可见骨化物连续于几个椎体后方。与骨化阴影的大小相比，本型的临床症状并不十分严重。

3）混合型：为分节型与连续型二者的结合，其在 OPLL 中最为多见，症状也大多较重。

4）局限型：骑跨于 2 个椎体后缘上方及下方，临床症状大多较为严重。

（2）脊椎椎管狭窄率：取侧位 X 线片或侧位 CT 图像，测量并计算因椎管骨化而致的狭窄程度，如狭窄率＞40%，则大多伴有脊髓症状。

2. CT 检查　获得颈椎横断面状态的 CT 图像，对诊断本病极其有用，CT 图像可明显显示椎管内突出的骨化物。骨化物的形态不一，有广基型的，也有小而尖的。

十一、颅底凹陷

颅底凹陷是指先天性骨质发育不良所致枕骨大孔周围的颅底骨向上方凹陷进入颅腔，并使之下方的寰枢椎，特别是齿状突升高甚至进入颅底。这种畸形极少单独存在，常合并枕骨大孔区其他畸形，如寰椎枕骨化、枕骨颈椎化、枕骨大孔狭窄及齿状突发育畸形等。

先天性颅底凹陷常在中年以后逐渐出现神经系统症状。通常在20～30岁或以后，常因轻微创伤、跌倒使脑干或脊髓受损。先天性颅底凹陷易累及小脑、脑干及前庭功能。不仅表现为四肢运动及感觉障碍、共济失调，还可能出现眩晕、眼震及第Ⅴ对、第Ⅸ对、第Ⅹ对、第Ⅻ对脑神经受损的症状与体征，性功能障碍，括约肌功能异常，以及椎基底动脉供血不足的临床症状。

Hadley 将本病分为 2 型。①先天型：又称原发性颅底凹陷，伴有寰枕融合、枕骨变扁、枕骨大孔变形、齿状突向上移位甚至进入枕骨大孔内，致使枕骨大孔前后径缩小。②继发型：又称获得性颅底凹陷，较少见，常继发于骨炎、成骨不全、佝偻病、骨软化症、类风湿关节炎或甲状旁腺功能亢进等，导致颅底骨质变软，变软的颅底骨质受到颈椎压迫而内陷。

【诊断】根据发病年龄、病程进展缓慢，临床表现为枕骨大孔区综合征及特有的头部外貌，借助 X 线检查，全面观察颅底枕骨大孔区有无骨质改变及临床体征等，综合分析做出诊断。CT 和 MRI的临床应用，使本病的诊断有了突破性进展，尤其是 MRI 有助于本病的早期诊断，其对下疝的小脑扁桃体和合并脊髓空洞症显示清晰。

【治疗】颅底凹陷常导致颅后窝和上颈部椎管有效空间缩小，故治疗的目的在于给予足够空间进行减压术。对于偶然发现的无症状者一般不需要治疗，应嘱患者防止头颅部外伤及过度剧烈头部屈伸，颈椎按摩术可加重病情，应为禁忌。对症状轻微而病情稳定者，可以随访观察，一旦症状出现进行性加重，应手术治疗。

手术指征：①有延髓和上颈髓受压表现；②有小脑症症状及颈神经症状并呈进行性加重；③有颈神经根受累和伴有脊髓空洞症；④有脑脊液循环障碍或颅内压增高；⑤伴有颅后窝肿瘤或蛛网膜囊肿。

十二、神经根型颈椎病

本型较为多见，因单侧或双侧脊神经根受刺激或受压所致，其表现为与脊神经根分布区相一致的感觉、运动及反射障碍，预后大多较好。

【发病机制】本型的发病因素较多，因此病理改变较复杂。如果以前根受压为主，则肌力改变（包括肌张力降低及肌肉萎缩等）较明显；以后根受压为主者，则感觉功能障碍症状较重。临床上二者多并存，主要是由于在狭小的根管内，多种组织密集在一起。因此，当脊神经根的前侧受压时，在根管相对应的后方亦同时出现受压现象。其发生，除了由于作用力的对冲作用外，也是由于在受压情况下局部血管的淤血与充血，彼此均受影响。因此，感觉功能障碍与运动功能障碍同时出现者居多。然而，感觉神经纤维较为敏感，因此感觉异常的症状会更早地表现出来。

本型颈椎病引起各种临床症状的机制有：①各种致压物直接对脊神经根造成压迫、牵拉以及局部继发的反应性水肿等，此时表现为神经根性症状；②通过根袖处硬膜囊壁上的脊神经脊膜支（窦椎神经）末梢支而表现出颈部症状。

【症状】

1. 颈部症状　引起神经根受压的原因不同，症状可轻重不一。主要因髓核突出所致者，由于局部脊神经脊膜支直接遭受刺激而多伴有明显的颈部痛、椎旁肌肉压痛，颈椎棘突或棘突间的直接压痛或叩痛多为阳性，且这些表现尤以急性期明显。

2. 神经根性痛　最为多见，其范围与受累椎体的脊神经根分布区域相一致。此时必须将其与神经干性痛（主要是桡神经干、尺神经干与正中神经干）和神经丛性痛（主要指颈丛、臂丛和腋丛）相区别。与神经根性痛相伴随的是该神经根分布区的其他感觉功能障碍，其中以手指麻木、指尖感觉过敏及皮肤感觉减退等为多见。

3. 神经根性肌力障碍　以神经前根先受压者为明显，早期肌张力增高，但很快即减弱并出现肌肉萎缩。在手部以大、小鱼际肌及骨间肌为明显。

4. 腱反射改变　单纯的神经根性受累不应有病理反射，如伴有病理反射，则表示脊髓同时受累。

【特殊试验】凡增加脊神经根张力的牵拉性试验大多为阳性，尤其是急性期及以神经后根受压为主者。颈椎挤压试验阳性者多见于以髓核突出、髓核脱出及椎体不稳定为主的病例。

【鉴别诊断】应除外颈椎骨骼实质性病变（如结核、肿瘤等），胸腔出口综合征，腕管症候群，尺神经、桡神经和正中神经损伤，肩关节周围炎，网球肘及肱二头肌腱鞘炎等以上肢疼痛为主的疾病。

【预防】

（1）树立正确的心态，掌握防治疾病的科学方法，配合医师治疗，减少复发。

（2）加强颈肩部肌肉的锻炼，在工作空闲时做头及双上肢的前屈、后伸及旋转运动，既可缓解疲劳，又能使肌肉发达，韧度增强，从而有利于颈段脊柱的稳定性，增强颈肩顺应颈部突然变化的能力。

（3）纠正不良姿势和习惯，避免高枕睡眠，不要偏头耸肩，谈话、看书时要正面注视。要保持脊柱的正直位。

（4）注意颈肩部保暖，避免头颈部负重物，避免过度疲劳，乘车时不要打瞌睡。

（5）及早彻底治疗颈肩部、背部软组织劳损，防止其发展为颈椎病。

（6）劳动或走路时要避免挫伤，避免急刹车时头颈部受伤，避免跌倒。

十三、脊髓型颈椎病

脊髓型颈椎病（cervical spondylotic myelopathy，CSM）是成人脊髓损伤最常见的原因。部分患者表现为急性、进行性神经功能缺失，而部分患者在病情高峰后却表现出症状的改善。

随着年龄的增长，颈椎退行性改变变得越来越普遍。在 65 岁以上的人群中，骨质增生的发生率约为 95%。在导致脊髓损伤的退变因素中，椎间盘韧带复合体的增生最常见，其次为关节增生（包括小关节和钩椎关节）、黄韧带增生和关节 – 韧带结构的增生。

北美前瞻性多中心研究表明，CSM 的手术治疗可有效阻止疾病的进展，同时改善临床症状。然而，对于病情较轻的患者来说，早期诊断仍是一个巨大的挑战。主要原因是该病发病隐匿，多数患者无明显的疼痛症状，并且非专科医师缺乏对该病的认识。事实上，早期症状可能仅表现为轻度的四肢不灵活，人们却视之为年龄增长所致。相反，神经根受压引起的神经根性疼痛会促使患者就医，从而获得早期诊断。

【症状】脊髓受压的临床表现（包括感觉障碍、运动障碍、自主神经功能障碍）。患者病史中会涉及步态异常和双手不灵活的表现。

步态异常表现为行走时难以保持平衡，步态不稳，有踩棉花感，行走时需要支撑物。双手力量和灵活性的改变是普遍的早期临床症状。双手功能障碍表现为精细活动，如捡硬币、扣纽扣、写字等困难。许多患者以膀胱功能改变作为主诉，主要表现为尿频、尿急。

【体格检查】CSM 患者下肢表现为上运动神经元损伤的体征，如肌张力增高、腱反射亢进、巴宾斯基征阳性、肌阵挛、肌力下降、感觉异常。步态异常，通常包括宽基底步态伴步频减少和下肢拖沓；步行速度也受到影响，改变方向需要更多的小碎步调节。

【影像学检查】MRI 是评估软组织病变的金标准，包括神经结构、椎间盘、黄韧带、脊髓、脑脊液间隙。脊髓 T_2 像高信号伴 T_1 像低信号，可帮助判断，且预后较差。

CT 有助于判断颈椎椎管内骨化物占位的范围，同时可明确椎间盘邻近椎体以及椎间孔内钩椎关节和小关节的骨赘情况。CT 有利于 OPLL 的确诊。

十四、寰椎骨折

寰椎骨折占颈椎损伤的 2% ～ 13%。Gehweiler 将寰椎骨折分为以下 5 型：Ⅰ型，单纯寰椎前弓骨折；Ⅱ型，单纯寰椎后弓骨折；Ⅲ型，寰椎前弓和后弓同时骨折（也称为 Jefferson 骨折）；Ⅳ型，单纯寰椎侧块骨折；Ⅴ型，寰椎横突骨折。

1. 单纯寰椎前弓骨折 占颈椎损伤的 1.75%。受伤机制为颈椎过伸位损伤时颈长肌收缩导致的寰椎前弓尾侧端的水平撕裂。寰椎环形结构完整。

2. 单纯寰椎后弓骨折　占颈椎损伤的 1.75%。该型骨折累及双侧后弓最脆弱的部位，一般为双侧椎动脉沟。受伤机制为颈椎过伸和轴向压缩损伤，可以合并齿状突骨折。

3. 寰椎前弓和后弓同时骨折（Jefferson 骨折）　占颈椎损伤的 2%，最早由 Jeffersonl 报道。受伤机制为轴向压缩应力导致侧块向侧方移位，可以合并横韧带断裂或撕脱骨折。如果横韧带断裂或撕裂，骨折则不稳定。Spence 报道，如果开口位两侧块侧方移位之和 > 6.9mm，说明横韧带已经断裂。

因单纯寰椎侧块骨折和寰椎横突骨折临床较为少见，此处不再阐述。

十五、寰枢关节不稳定

创伤性寰枢关节不稳定占颈椎外伤的 2.5%，主要分为以下 3 型：①A 型，寰枢关节前方不稳定；②B 型，寰枢关节后方不稳定；③C 型，寰枢关节旋转不稳定。

1. A 型（寰枢关节前方不稳定）　受伤机制为屈曲损伤导致的横韧带断裂或撕脱骨折，寰椎前移加大，寰齿间隙可达 5mm。

2. B 型（寰枢关节后方不稳定）　受伤机制可能为过伸性损伤。覆膜和翼状韧带一定会断裂。

3. C 型（寰枢关节旋转不稳定）　Fielding 将该种损伤分为 3 型（第 4 型合并有齿状突发育不良，不属于创伤性损害）。C1 型可由较小的外力引起，C2 型和 C3 型见于暴力损伤。

（1）C1 型：寰枢关节旋转脱位，不伴有寰椎前移，横韧带完整。

（2）C2 型：寰枢关节旋转脱位，寰齿间隙达到 5mm。成年人的该种损伤可能合并横韧带断裂。

（3）C3 型：寰枢关节旋转脱位，寰齿间隙 > 5mm。横韧带断裂或撕脱。

十六、枢椎骨折

枢椎有两种典型的骨折，即齿状突骨折和外伤性枢椎滑脱（Hangman 骨折或绞刑骨折）。

齿状突骨折有时骨折线不对称，一侧骨折线垂直进入 $C_2 \sim C_3$ 椎间隙，另一侧骨折线靠近后方而产生类似外伤性椎体滑脱的骨折。

Anderson 和 D'Alonzo 将齿状突骨折分为以下 3 型：① Ⅰ 型，齿状突尖骨折。齿状突尖的斜形骨折，受伤机制可能为剪切外力导致齿状突尖撞击枕骨大孔边缘，也见于寰枕关节脱位时的翼状韧带撕脱骨折。② Ⅱ 型，齿状突骨折。骨折线位于齿状突基底，C_2 椎体上方。骨折接触面小，非手术治疗容易出现骨折不愈合。骨折线也可为斜形，此时齿状突可向前或向后移位。③ Ⅲ 型，经枢椎椎体的齿状突骨折。骨折线位于枢椎椎体，齿状突腰部以下。Anderson 和 D'Alonzo 报道此型骨折线位于骨松质内，容易愈合，非手术治疗的不愈合率仅为 7%。骨折线常进入侧方寰枢关节并导致关节面台阶。

十七、枢椎滑脱

创伤性枢椎滑脱占颈椎外伤的 7%。创伤性枢椎滑脱可发生于任何年龄的患者，年龄最小的为 5 个月。该型骨折常被称为绞刑骨折，是由于此骨折首先在受绞刑的犯人尸体上发现而得名。绞刑时的绳索使犯人的颈部发生分离和过度伸展损伤，引起枢椎椎体和 $C_2 \sim C_3$ 椎间隙破坏，导致脊髓牵拉而引起死亡。

目前，创伤性枢椎滑脱受伤机制多为颈椎过伸 – 压缩损伤，所以一般不出现神经损伤并发症。创伤性枢椎滑脱骨折线累及双侧峡部，Effendi 等将其分为 3 型。

典型的创伤性枢椎滑脱骨折线通过峡部（Ⅰ型），但约 50% 的患者骨折线通过寰枢关节（Ⅱ型）。创伤性枢椎滑脱骨折线有时不对称，甚至有关节的撕脱骨折（Ⅲ型）。

Ⅰ型：稳定，不合并脱位。$C_2 \sim C_3$ 椎间隙完整，$C_2 \sim C_3$ 关节稳定。该型骨折占创伤性枢椎滑脱的 65%。

Ⅱ型：椎体前脱位，$C_2 \sim C_3$ 椎间隙被破坏，$C_2 \sim C_3$ 关节不稳定。该型骨折占创伤性枢椎滑脱的 28%。

Ⅲ型：在Ⅱ型骨折的基础上合并一侧 $C_2 \sim C_3$ 小关节脱位。

十八、脊髓损伤

1. 全球脊髓损伤的发生率和致残率　2022 年 11 月，*Spine* 在线发表了李锋教授课题组的研究"Spinal cord injury: the global incidence, prevalence, and disability from the global burden of disease study 2019"，系统报道了全球脊髓损伤的流行病学和疾病负担。文章指出，2019 年全球有 90 万新发脊髓损伤病例，2000 万患病病例，对应的发病率和患病率分别为 12/100 万和 253/100 万。1990—2019 年，脊髓损伤的患病率逐年上升。男性的发病率和致残率高于女性；发病率与各国发展水平呈正相关，表明经济发展程度较高的国家脊髓损伤的发病率也更高。研究中也对颈部和颈部以下脊髓损伤的发生率和致残率分别进行了报道，其中颈部脊髓损伤的发生率和致残率均高于颈部以下的脊髓损伤。研究指出，脊髓损伤由于高致残率，仍然是威胁患者健康生活的重要因素。其造成的患病率和经济负担也逐年增加。需要引起相关重视，从政策层面采取措施来应对这一挑战。

2. 中国脊髓损伤的发生率和致残率　2022 年 11 月，*European Spine Journal* 在线发表了李锋教授课题组的研究"Incidence,

prevalence and disability of spinal cord injury in China from 1990 to 2019: a systematic analysis of the global burden of disease study 2019"，该研究报道了中国脊髓损伤的流行病学现状和疾病负担。2019 年中国脊髓损伤的发生数约为 23.4 万，对应的年龄标准化发病率约为 13.87/100 万。2019 年的年龄标准化发生率和致残率较 1990 年分别增加了 40.81% 和 11.44%。男性的发生率和死亡率高于女性，但在 70 岁以后女性的发生率则超过男性。患者的年龄结构也发生了变化，1990 年的患者平均发病年龄为 39 岁，而 2019 年则为 54 岁，表明中国的脊髓损伤的疾病负担在过去 30 年逐渐增加，且患者年龄结构也趋向于老年患者，需要引起更多的关注和采取相关措施来应对这一挑战。

参考文献

道日娜，锡林图雅，2016. 蒙西医结合治疗神经根型颈椎病的疗效观察 [J]. 中国民族医药杂志，25（1）：39-41.

丁方平，王人彦，张玉柱，等，2014. 小针刀配合手法松解治疗膝骨关节炎的临床研究 [J]. 中华中医药杂志，29（4）：1275-1277.

董林林，董兵，2020. 推拿六法治疗神经根型颈椎病 30 例 [J]. 中医研究，33（1）：55-57.

杜涛，杨芝仙，马海雯，等，2018. 动态调整手法治疗神经根型颈椎病临床观察 [J]. 河南中医，38（1）：132-136.

甘霖，陆飞宇，唐荣军，等，2018. 6 种不同药物穴位注射治疗神经根型颈椎病的临床疗效观察 [J]. 世界最新医学信息文摘，18（69）：192-193.

高峰，沈小红，李吉胜，2019. 超微针刀治疗神经根型颈椎病的疗效观察 [J]. 世界最新医学信息文摘，19（37）：147，149.

韩伟，2020. 综合方法治疗神经根型颈椎病临床观察 [J]. 实用中医药杂志，36（1）：45-46.

蒋学余，张婷，任祥，等，2020. 三维正骨推拿手法治疗神经根型颈椎病的临床研究 [J]. 湖南中医药大学学报，40（3）：337-341.

黎展文，廖信祥，2020. 中医骨伤手法治疗神经根型颈椎病疗效观察 [J]. 中医临床研究，12（11）：92-93，96.

李明昊，夏群，2019. 推拿手法治疗神经根型颈椎病的进展 [J]. 中国中医药现代远程教育，17（22）：146-148.

李小荣，2015. 颈复康颗粒和中药汤剂辅助治疗神经根型颈椎病的疗效对比 [J]. 北方药学，12（8）：34-35.

李永钦，2014，经方为主治疗神经根型颈椎病 70 例 [J]. 中医临床研究,6（6）：88-89.

李志坚，唐良华，殷天坪，2019. 基于数据挖掘中医药治疗神经根型颈椎病的用药特点 [J]. 贵阳中医学院学报，41（4）：53-57.

励月辉，董晓燕，李根深，等，2002. 中药汤剂治疗神经根型颈椎病 [J]. 医药导报，S1：43.

罗乐，2014. 自拟中药汤剂治疗神经根型颈椎病的临床疗效观察 [D]. 湖北中医药大学.

马林，李万瑶，张先进，等，2017. 激痛点针刀对根型颈椎病的优势性研究 [J]. 时珍国医国药，28（5）：1133-1134.

王海东，阚丽丽，刘安国，2015. 辨位定点针刀松解术治疗颈椎病的临床研究 [J]. 中华中医药杂志，30（7）：2629-2631.

韦英成，董彤，吴肖梅，等，2015. 推拿手法治疗神经根型颈椎病的研究进展 [J]. 中医正骨，27（10）：65-67.

魏效森，曲宏民，王静丽，1993. 小针刀疗法的作用机制和临床应用 [J]. 中医正骨，5（3）：17-18.

张帅攀，朱清广，孔令军，等，2020. 基于"筋骨平衡"理论探讨推拿治疗颈椎病的生物力学内涵 [J]. 时珍国医国药，31（1）：160-162.

第 2 章

不属于脊柱外科的疾病

一、头晕的"供血不足"

"慢性脑供血不足"这一概念最早于 1990 年由日本学者提出，这一概念认为，慢性脑供血不足即指影像学检查未见明显脑血管器质性改变，但可见头晕、头痛等脑部功能障碍性临床表现的脑血管疾病。任何原因引起脑动脉系统、椎动脉系统血管管径变小或管壁变硬等，均可引起该病，而脑大、中动脉的动脉粥样硬化、微动脉的玻璃样变、播散性小动脉硬化等为临床上常见的病因。另有研究指出，年龄、性别、肥胖、吸烟、高血压、血脂异常、糖尿病、代谢综合征、颈椎病等均为该病的主要危险因素。慢性脑供血不足是指大脑整体水平的血流供应减少至低于 40 ～ 60ml/（100g 脑组织·min）的状态，其为临床上常见的一种脑部功能障碍性疾病，好发于中、老年人群。头晕、头痛、失眠、记忆力减退、认知功能障碍等为慢性脑供血不足的临床主要表现，其中又以头晕症状为主，慢性脑供血不足性头晕具有反复发作、迁延难愈的特点，轻者可在1h 内自行缓解，重者可发展为脑梗死，严重影响患者的身心健康。

二、眩晕的梅尼埃病

梅尼埃病呈阵发性眩晕，且起病急，每次发作持续时间较短，很少超过数天或数周。眩晕为旋转性，呈自身旋转的感觉，头部或体位改变可诱发或加重眩晕，尤其是 3 个半规管病变时。梅尼埃病可伴随以下症状。①自主神经反应症状：眩晕时伴明显恶心，与中枢性眩晕不同；②听觉症状：伴明显耳鸣、听力减退、耳聋等听神经症状，持续时间较长；③无椎动脉型颈椎病的典型症状：无椎动脉系统对脑干或迷路供血不足的典型症状。体格检查中患者的颈部症状少，无有力证据证明此次眩晕和颈椎病相关，但不排除患者有颈椎问题。X 线检查显示颈椎退行性变，但缺乏经颅多普勒超声检查，椎动脉彩色多普勒超声检查结果作为椎动脉型颈椎病诊断依据。需补充头颅 CT、内听道 CT 检查，有助于与脑部病变所致眩晕相鉴别。

三、头痛的"颅内血管畸形"

颅内夹层动脉瘤（intracranial dissecting aneurysm，IDA）是指各种原因使血液通过破损的颅内动脉内膜进入血管壁，引起动脉内膜与中膜或累及外膜之间剥离，剥离的血管壁间可有血肿形成，引起动脉壁膨出样、扩张样病理性改变，可造成病变血管狭窄、闭塞或破裂出血的一种疾病。

破裂 IDA 主要表现为蛛网膜下腔出血症状，缺乏特异性，未破裂 IDA 因受累血管部位症状各异，其临床表现主要有头痛、缺血及占位压迫症状等。

1. 未破裂颈内动脉系统 IDA 的临床表现 ①严重的偏头痛，有时是唯一的临床表现，多认为是由于颅内动脉有较多痛觉纤维支配导致；②局部血管的狭窄、闭塞，导致远端脑组织长期处于低灌注状态，易出现短暂性脑缺血发作或局限性脑梗死，如 IDA 局部血栓脱落造成动脉源性栓塞，可出现大面积脑梗死；③巨大 IDA 可压迫邻近的脑组织及脑神经，引起相应的占位效应。

2. 未破裂椎 – 基底动脉系统 IDA 的临床表现　①最常见的症状是突发一侧枕颈部疼痛，多认为是由于病变血管壁被破坏，广泛分布于血管壁内的神经末梢受刺激所致，如疼痛持续不缓解或进行性加重，常提示 IDA 有可能继续进展，发生蛛网膜下腔出血的可能性大；②后循环的缺血症状，如头晕、耳鸣、步态不稳等，部分患者出现 Wallenberg 综合征或 Horner 综合征；③巨大的椎 – 基底动脉 IDA 对小脑、脑干及后组脑神经压迫症状，可出现步态不稳、吞咽困难、饮水呛咳、声音嘶哑甚至胸锁乳突肌无力等症状。

影像学检查：DSA 是诊断 IDA 的金标准，其典型征象有线珠征、双腔征、鼠尾征、假腔内造影剂滞留等，其中双腔征是最典型、最直接的诊断依据，但极少能见到，临床上线珠征是最常见的 DSA 征象。

四、颈部疼痛的肩关节周围炎

神经根型颈椎病主要是由于颈椎骨、椎间结构及软组织等退行性改变，导致脊髓和神经根受压，进而造成感觉功能和运动功能障碍。早期临床症状包括颈肩疼痛、躯干异常感、上下肢感觉障碍及运动功能异常等。晚期还可表现为下肢运动功能丧失、肌腱发生无意识的活动及相关肌组织萎缩等问题。肩关节周围炎是肩部关节及软组织发生慢性炎症及劳损，使局部粘连，活动受限，导致功能障碍的一种疾病。

在疾病的鉴别诊断中，一些特有的体格检查及辅助检查有助于鉴别。体格检查颈椎病可通过椎间孔挤压试验与肩关节周围炎进行鉴别。X 线检查颈椎病可表现为椎间隙变窄、纤维环钙化、真空征及关节面软骨下骨质增生、囊变；椎体缘骨刺形成、骨质增生；斜位 X 线片可见赘生物及韧带钙化致椎管狭窄等。并伴生理曲度丧失，动力位功能减退，多数颈椎侧弯，可伴有颈椎不稳定。肩关节周围炎，X线片显示大结节处骨皮质密度增高、厚度增加，肱骨头骨皮质下骨松质疏松、密度降低，患肢肱骨大结节远端骨皮质变薄，骨小梁变细、断裂、减少及间隙加大；肩关节有囊样改变；肩锁关节与肩胛盂周围形成骨赘，肩峰下间隙减小。肩峰下脂肪线模糊且部分消失，肩部软组织内片状或斑点状钙化，肩峰下滑囊增厚等。磁共振成像（MRI）斜矢状位图像能直接显示椎间孔狭窄程度，可见颈椎骨组织和软组织病变及脊髓或神经根受压情况。MRI下肩关节囊明显增厚、纤维化，因此腋窝关节囊厚度在本病的诊断中起重要作用。研究表明，关节囊厚度＞4mm即可诊断为粘连性关节囊炎。在斜冠状位关节囊厚度＞3mm亦可确诊。斜冠状位测量腋窝关节囊厚度及喙肱韧带厚度，斜矢状位测量喙肱韧带厚度，结果表明3期厚度大于2期，2期厚度大于1期。结合影像表现，为推测和诊断肩关节周围炎以及预测病程的迁延、病情的发展、治疗的临床疗效、疾病转归提供客观依据。

五、前臂疼痛的尺神经炎

肘管综合征也称迟发性尺神经炎，是尺神经在肘管受到压迫、牵拉或摩擦所致。由于其临床症状与神经根型颈椎病有相同之处，容易被误诊。分析其误诊原因主要是：①询问病史不详，体格检查不仔细，诊断思维主观片面，缺乏对尺神经炎的全面深入了解；②只满足于颈椎病的诊断而忽视了鉴别诊断。一般来说，尺神经炎大多有外伤史，其临床主要特点为患侧肌无力、沉重感、易疲劳等模糊症状。随着病情进展，环指、小指感觉迟钝及刺痛，手及前臂尺侧疼痛，任何抬高患肢的活动都会使症状加重，并向近端放射。肘下3cm有尺神经的Tinel征，并有明显的尺神经沟内尺神经压痛等特征。X线检查可见尺神经沟变浅或变形，密度增高及钙化等改变。而神经根型颈椎病其症状以神经根痛最常见，其次是麻木，常由颈部扩展至肩、后背，放射至前臂和手，其范围与受累椎体的脊神经分布相一致。颈部可有不同程度的畸形及僵硬现象，其症状多与颈部体位改变有关。压颈试验和臂丛牵拉试验阳性。X线检查有椎体骨质增生、椎间隙变窄、颈椎生理曲度改变及椎间孔变形等。颈椎牵引、物理治疗、按摩等可使症状缓解。

六、手麻木的腕神经炎

腕管综合征也可称为腕管狭窄症，是周围神经卡压综合征中最为常见的一种，主要是腕部外伤、骨折、脱位、扭伤或腕部劳损等原因导致腕横韧带增厚，管内的肌腱肿胀，淤血机化导致组织变性，或腕骨发生退行性变、增生，引起管腔内直径缩小，压迫正中神经。腕管综合征的初始症状表现为手指麻木、疼痛，夜间加重等手指神经异常。随着病情的发展，症状逐渐加重，可造成神经肌肉营养障碍，发生患侧大、小鱼际肌萎缩、皮肤发亮、指甲增厚等症状。而神经根型颈椎病是由于椎间盘或关节突关节增生或肥大的骨刺向外突出，对相应水平的神经根产生压迫刺激，出现上肢及手指放射性疼痛、麻木，颈、肩、背部疼痛为主的症状，在临床的诊断过程中容易将神经根型颈椎病与腕管综合征混淆。

肌电图检查：肌电图是通过肌电对疾病进行辅助检查的一种手段。应用电子学仪器记录肌肉静止或收缩时的电活动，应用电刺激检测神经、肌肉兴奋和传导功能，从而判断所检测部位的周围神经、神经肌肉接头、神经元和肌肉本身的功能状态。异常肌电图表现为正中神经、尺神经运动潜伏期延长，传导速度减慢，正常的正中神经远端潜伏期为 $2.4 \sim 4.4$ms，神经传导速度为 $5.0 \sim 74.0$m/s，若正中神经远端潜伏期延长而神经传导速度正常则判断正中神经在腕部卡压。

参考文献

刘超，张洪春，何爱咏，等，2018. 肩关节周围炎不同临床分期 MRI 特征 [J]. 局解手术学杂志， 27(5): 372-377.

EMIG E W, SCHWEITZER M E, KARASICK D, et al, 1995. Adhesive capsulitis of theshoulder: MR diagnosis[J]. AJR, 164 (6) : 1457-1459.

JUNG J Y, JEE W H, CHUN H J, et al, 2006. Adhesive capsulitis of the shoulder: evaluation with MR arthrography[J]. Eur Radiol，16(4) : 791-796.

第3章

属于脊柱外科的疾病

一、斜颈——肌性斜颈

斜颈分为先天性斜颈和后天性斜颈两种，先天性斜颈又可分为肌性斜颈和骨性斜颈。先天性肌性斜颈（congenital myogenic torticollis, CMT）是一种先天性肌肉骨骼系统疾病，以患儿头部偏向患侧、颜面部转向健侧为典型特征，可伴有患侧胸锁乳突肌增厚或局部出现肌性肿块。CMT 在新生儿中尤为常见，发病率高达 0.3% ~ 2.0%。由于患儿颈部活动受限或局部存在包块，CMT 多在家长带养或婴儿体检中被发现。CMT 若得不到及时治疗，可能会出现颅面部畸形、颈椎畸形、运动发育迟缓等一系列问题。肌性斜颈比较常见，最佳治疗期为婴幼儿时期，可获得良好疗效，部分患者还能治愈。1 周岁以下的儿童主要采用非手术治疗，包括按摩、物理治疗等，均可得到矫正。在出生后 2 周即可开始被动牵拉矫正，即将患儿的头倾向健侧并使健侧耳垂向肩部靠近，进行与畸形相反的方向运动。按摩时手法要轻柔，同时对肿物也进行按摩，每次牵拉 15 ~ 20 下，每日 4 ~ 6 次。在日常生活中喂奶、睡眠的枕垫及用玩具吸引患儿注意力，都可纠正姿态，有条件的可行物理治疗。如果 1 岁后经非手术治疗效果不佳或未接受任何治疗，则需要手术治疗。传统的肌性斜颈的手术治疗一般采用开放性手术，主要通过胸锁乳突肌单切口或两端点双切口切断术。术后仍要继续矫正及保持头颈部正常姿势，方可取得良好的效果。因此，早发现、早期采用非手术治疗是目前 CMT 的首选治疗方案。

二、儿童斜颈——寰枢椎半脱位

儿童寰枢椎半脱位是骨科的常见病。儿童颈部肌肉薄弱，颈椎椎体和关节突尚未完全发育成熟，加之寰枢椎之间无椎间盘，稳定性较差，所以小儿颈椎损伤多见于上颈段。在寰枢椎半脱位的病例中，40% 的患者常被误诊。寰枢椎半脱位的典型症状是颈部活动不适，旋转受限，颈痛和斜颈。儿童寰枢椎半脱位处理不当易造成寰枢椎不稳定，轻则影响儿童生长发育，重则造成脊髓受压而致不全截瘫，故应早期诊治，方可取得满意疗效。

治疗：应用牵引治疗、手法整复、颈托结合药物康复治疗及综合治疗均能有效缓解临床症状，利于成功复位。能配合治疗的患儿适用枕颌牵引；病程较长且反复脱位的患儿适用颅骨牵引，此治疗需摄床边 X 线片，并根据患儿的病情随时调整牵引重量和角度。手法整复具有"稳、准、轻、巧"的特点，损伤小、康复快，易于患儿接受。

三、走路"踩棉花感"

脊髓型颈椎病（cervical spondylotic myelopathy, CSM）是颈椎退行性改变导致脊髓受压或脊髓供血障碍引起的脊髓功能障碍性疾病，占颈椎病的 10%～15%，是中年以上脊髓功能障碍最常见的疾病。

Moore 等调查 2014 例非创伤性痉挛性瘫痪患者，发现其中脊髓型颈椎病占 23.6%。脊髓型颈椎病男、女发病比例为 2.7：1，确诊时的平均年龄为 64 岁。虽然大多数病例为多节段椎体受累，但是 $C_5 \sim C_6$ 椎间隙为脊髓受压最常见的部位。

脊髓型颈椎病的发病机制主要包括以下 3 个方面。①静态因素：颈椎结构发生改变，引起椎管狭窄和脊髓受压；②动态因素：受压脊髓的反复活动；③组织病理性及血流变化：缺血、血流重新分布、血管阻塞、凋亡及其他细胞毒性损伤。

临床表现：患者常先出现一侧或双侧下肢麻木、沉重感，随后出现跛行、易跌倒、足尖不能离地、步态笨拙等症状，重者蹒跚步态，跑步困难。双下肢协调差，不能跨越障碍物，双足有踩棉花感。患者自述有颈部发硬，颈后伸时易引起四肢麻木。有时上肢症状可先于下肢症状出现，一般晚于下肢。上肢多一侧或两侧先后出现麻木、疼痛。手的动作笨拙，细小动作失灵，如不能穿针。脊髓病手是指当脊髓受压损伤后，手指骨间肌麻痹，手臂前伸、手掌向下，手指伸直时小指外展，严重者示指与环指不能向中指靠拢；另一症状是手指握拳速度慢。重者出现行走困难，大小便失禁和尿潴留，甚至四肢瘫痪。颈椎活动无明显受限，颈部肌肉常无明显紧张，无明显压痛。致压物主要造成对脊髓的锥体束压迫，表现为上下肢痉挛性瘫痪，但上肢在损伤平面可出现弛缓性麻痹，四肢肌张力增高，重者活动即可诱发肌肉痉挛，下肢往往较上肢明显。四肢腱反射亢进，髌阵挛和踝阵挛阳性，腹壁反射、提睾反射可减弱或消失。若上肢腱反射减弱或消失则表示病损在该神经节段水平。病理反射可为阳性。皮肤的感觉平面对确定脊髓受压的平面有帮助，上肢神经根性损伤的分布区域与神经干损伤的区域有所不同，详细检查手部和前臂感觉区域有助于定位。

四、容易被忽视的引起颈痛的原因——颈部肌群卡压神经

头颈部是人体活动最为复杂、精细的部位，活动范围较大，头

颈部的有效活动与颈椎的稳定性密切相关，而颈椎的稳定主要是依靠竖脊肌、头夹肌、颈夹肌、头半棘肌等项背部肌群的作用，这些肌群对头颈部的活动具有十分重要的意义。若这些肌群肌力下降，将会减弱对颈椎的保护作用，严重者甚至会诱发颈椎病的发生，而颈椎病变又会引起颈部肌肉出现肌力减退、机化、粘连等病变，进一步使颈部活动受限。

机械性颈痛患者颈部、枕部或肩胛后区域均受累，表现为疼痛，且常放射至枕部、颞部及眼眶周围，故多数患者伴有头痛的症状。该病在临床上较为常见，常单独发生，可以单侧或双侧受累，其临床表现也较为复杂。该类患者大多存在颈椎肌肉及棘突旁软组织损伤，除此之外，机械性颈痛患者颈椎正常生理曲度异常，进而影响整个颈椎的平衡，可能加速或延缓颈椎病的发生。

在日常生活中，有一种疾病的发病率很高，那就是头痛！并且头痛患者的年龄从青少年到中、老年，年龄跨度很大，病因也很多，当患者前往医院就诊时，因就诊科室的不同，又会根据各科专业的疾病特点排除多种不同情况的疾病，如神经内科、脊柱科、疼痛科、颈部血管外科等。然而，头痛其实有一个重要的分支——颈源性头痛，是指由颈椎或颈部软组织的器质性或功能性病损所引起的以慢性、单侧头部疼痛为主要表现的综合征，其疼痛性质是一种牵涉痛。

（一）颈源性头痛分类

颈源性头痛分为神经源性疼痛和肌源性疼痛。神经源性疼痛是由椎管内的炎性刺激和(或)椎间盘机械性压迫 $C_1 \sim C_3$ 神经根所致；肌源性疼痛是椎管外的颈椎小关节紊乱，肌肉痉挛或韧带筋膜的炎性刺激或机械性卡压 $C_1 \sim C_3$ 神经根分支所致。

国际疼痛协会的流行病学调查发现，头痛在人群中的发病率约为 47%，头痛患者中 15% ～ 20% 为颈源性头痛。目前，颈源性头痛在普通人群中的发病率为 2.2%，患病年龄为 30～50 岁，平均年龄为 42.9 岁，男、女发病比例为 1：4，女性所占比例较高，主要与女性月经期激素的变化有关。对于青年人，器质性疾病患者发病率不高，往往头颈 MRI、颈部血管检查结果都是阴性，治疗多是对症治疗，如缓解工作、学习和社交人际的紧张、焦虑，血管解痉、促进睡眠、参加户外活动等。

青年人患有头痛，如何达到标本兼治的效果？答案是，务必重视颈部肌源性头痛！顾名思义，该头痛是因颈部肌肉无力或痉挛所致。由于颈部肌肉出现异常，从而刺激外周颈神经（枕大神经、枕下神经、枕小神经、第三枕神经、耳大神经），持续刺激后，最终引起头痛。首先简单介绍各神经与肌肉的解剖关系，便于更深刻地认识颈源性头痛。

1. 枕下神经

【起点】第 1 颈神经（C_1）后支，进入枕下三角（压痛点）至枕部。

【损伤症状】枕部、枕下部疼痛，枕下部感觉过敏或麻木感，可伴有头晕。

2. 枕小神经

【走行】C_2 神经前支，沿胸锁乳突肌后缘上升，至头的侧面。

【损伤症状】耳郭后、乳突、枕部外侧疼痛，疼痛也可放射至额部和眼眶。

3. 第 3 枕神经

【起点】C_3 神经的后支，从 C_2～C_3 椎间孔发出。

【损伤症状】起自枕部并向头顶放射至前额的单侧头痛。

4. 枕大神经

【起点】C_2 神经后支（感觉神经），穿行于头半棘肌，于枕外隆凸下 2.5cm、旁开 2.5cm 穿出腱膜。

【损伤症状】头痛、同侧头皮紧箍感、感觉障碍。

5. 耳大神经

【走行】起于 C_2、C_3 神经，与胸锁乳突肌相伴行，分前、中、后 3 支。

【损伤症状】分布区皮肤感觉障碍，乳突有压痛，可伴有偏头痛、耳鸣。

（二）颈源性头痛体格检查

1. 颈部肌肉群中某一肌肉呈阳性体征（肿胀、僵硬、短缩），且在出筋膜处有压痛。

2. 头颈部活动受限。

3. 颈部非常规体位时疼痛加重。

4. 负重后疼痛加重。

5. 疼痛牵涉同一侧颈肩部。

（三）颈源性头痛的治疗

临床上常采用项背部肌群后伸等长抗阻力训练进行颈椎生理曲度的恢复。等长抗阻力训练是一种有效的增强肌力的方法。抗阻力训练是在肌肉收缩时外加一个阻力。颈椎处于中立位时分别向不同的方向进行屈肌运动的过程中会出现颈椎活动受限的情况，这是相邻两棘突间的抵抗作用及拮抗肌的作用引起的，屈肌运动幅度越大，患者颈部受到的阻力越大，有利于增加颈椎肌力。对患者进行等长抗阻力训练时，训练前医师指导患者取端坐位，医师站于患者身旁，用手掌将患者的枕部向上托起，手部尽力对抗并使患者的头向后屈。在做此操作过程中必须让患者的头部始终保持中立位，这样有利于头后屈肌进行有效的等长收缩。同理，医师可托起患者的下颌进行头前屈肌和头左、右屈肌的等长收缩，每次等长收缩训练时间为15min，一般连续锻炼 10 天，即 1 个疗程后观察患者的恢复情况，未愈合者则应继续治疗。

1. 急性期 "目标" 肌肉放松——肌内效贴（图 3-1）。

2. 间歇期 通过颈部肌肉锻炼治疗。

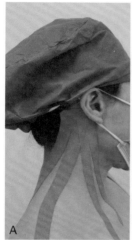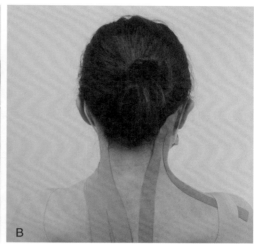

图 3-1 应用肌内效贴治疗的患者
A. 胸锁乳突肌和颈后肌；B. 颈后肌

参考文献

MOORE A P, BLUMHARDT L D, 1997. A prospective survey of the causes of nontraumatic spastic paraparesis and tetraparesis in 585 patients [J]. Spinal Cord, 35:361-367.

NORTHOVER J R, WILD J B, BRAYBROOKE J, et al, 2012. The epidemiology of cervical spondylotic myelopathy[J]. Skeletal Radiol, 41: 1543-1546.

第 4 章

与颈椎相关疾病

一、弥漫性特发性骨肥厚症

弥漫性特发性骨肥厚症（diffuse idiopathic skeletal hyperostosis, DISH）曾有过许多名称。20 世纪 40 年代，Oppenheimer 将其命名为韧带骨化性脊柱炎（spondylitis ossification ligament）；20 世纪 50 年代，Ott 称其为骨肥厚性脊柱病（spondylosis hyperostotica）；Smith 和 Surto 分别将其命名为生理性脊柱钙化症（physiologic vertebral ligamen-tous）和广泛脊柱关节韧带样骨化症（generalized juxta-articular ossification of the vertebral column）。1971 年，Forestier 指出该症的主要特征是脊柱胸腰段及颈胸段前方和右外侧韧带骨化，椎体前方骨皮质肥大，椎间隙前方有云彩样阴影，将其命名为老年性脊柱僵硬性骨肥厚症（senile ankylosing hyperostosis of the spine），也称为"Forestier 病"。1976 年，Resnick 称其为弥漫性特发性骨肥厚症。这一命名较为全面地阐述了该症的特点，得到学者们的公认。

（一）DISH 的诊断标准及其分型

Resnick 指出 DISH 的诊断标准包括以下 3 点：①连续 4 个或 4 个以上椎体前外侧流水样钙化，伴椎体和椎间盘结合部的骨化；②受累部位椎间盘的高度无明显塌陷；③骶髂关节无侵蚀、硬化或骨性融合。X 线片诊断 DISH 合并 OPLL 简便易行，应作为首选的检查方法。但下颈椎与肩部重叠，使后纵韧带骨化难以显示。X 线侧位断层片可消除重叠因素，显示韧带骨化。CT 能显示椎管形态和狭窄程度。MRI 可明确椎管狭窄及脊髓受压的情况。

（二）颈椎 DISH 的临床表现

颈椎 DISH 引发的症状包括吞咽困难、进食哽噎、声音嘶哑、音调变高、脊髓受压等。巨大的 $C_2 \sim C_3$ 前纵韧带骨化可引起气道阻塞。

自 1987 年以来，文献报道 4 例颈椎 DISH 引起呼吸困难的患者。$C_2 \sim C_3$ 前方的骨赘压迫下咽壁及喉部，导致气道阻塞。Papakostas 等报道此类患者常有鼾声呼吸、呼吸暂停、胃液反流、咳黏液脓痰等病史；病情急骤恶化后，发生呼吸困难。听诊可闻及高调吸气音和低调呼气音，尖锐的吸气音源于气道内、外的压迫，是颈椎 DISH 一种少见的临床表现，可以威胁患者的生命。喉镜检查可见下咽后壁显著隆起，部分患者继发气道的环状溃疡和水肿。

颈椎 DISH 最常见的骨化部位为 $C_4 \sim C_7$，骨赘压迫食管后壁，可引起吞咽困难。吞咽困难的患者需要进行钡剂、CT 及内镜等检查，防止漏诊。颈椎 DISH 引起吞咽困难的比例不同学者的统计资料各异。Resnick 报道，DISH 累及颈椎者占 28%，其中 4% 的患者出现吞咽困难。Mata 报道 12% 的 DISH 患者发生吞咽困难，是颈椎病发生吞咽困难的 6 倍。Ozgocmen 等认为在颈椎 DISH 患者中，有 6% ～ 28% 的患者将出现吞咽困难。

（三）颈椎 DISH 临床症状的发生机制

颈椎 DISH 导致呼吸困难、吞咽困难的发生机制如下：①骨赘侵犯气道、食管；②气道、食管周围炎症和水肿，这主要是骨化组织压迫所致；③疼痛和肌痉挛导致气道、食管激惹，加重狭窄；④随着病情的发展，食管肌层纤维化，导致吞咽困难进一步加重。

50% 的 DISH 患者合并 OPLL；而在 OPLL 患者中，有超过 20% 的患者合并 DISH。OPLL 在影像学上以后纵韧带钙化或骨化为特征，最常见于中段颈椎，偶有累及胸椎和腰椎者。因其为椎管内占位，可导致椎管狭窄，引起脊髓及神经根受累的症状和体征。Ono 等认为，部分颈椎 DISH 合并后纵韧带骨化，两者病理过程具有相关性。

（四）颈椎 DISH 的治疗方法

1. 非手术治疗　治疗颈椎 DISH 可应用非甾体抗炎药，此类药物对炎性过程有阻断作用。由于患者口服片剂困难，推荐患者使用液态的非甾体抗炎药，以防止发生食管局部的激惹或黏膜溃疡。同时，必须告诉患者应食用较软的食物并反复咀嚼。

2. 手术治疗　对少数严重吞咽困难和呼吸困难的患者，外科手术是明智的选择。DISH 患者气道阻塞和吞咽困难的外科处理有相似之处。临床研究说明，融合手术没有必要。Burkus 强调，在 DISH 患者中为稳定颈椎而实施颈椎前路融合没有必要，推荐的术式是骨化组织切除、局部涂布骨蜡。Hargrove 报道颈椎骨化水平的食管炎性反应也可引起吞咽困难。虽然食管钡剂检查可显示骨化部位，但仍必须施行胃镜检查，主要目的是获得病理学证据。尽管胃镜检查在颈椎僵硬的患者中难以施行，并会增加食管穿孔的机会，但食管炎性病变后的病理学资料极为重要。也就是说，吞咽困难的原因除考虑颈椎 DISH 外，还需要考虑以下合并情况，如食管癌、肺癌或喉癌、食管功能紊乱、食管炎和继发性食管溃疡等因素。

颈椎 DISH 出现气道阻塞时，脊柱外科医师必须在建立稳定和通畅的气道基础上方能实施颈椎骨赘切除。

DISH 引起严重呼吸困难的患者，须先由五官科医师实施气管切开术，然后在纤维喉镜辅助下切除咽部反应性组织团块并排除气道组织恶变的可能性。De Jong 等强调必须保留气管套管 1 周后，由脊柱外科医师行前纵韧带骨化组织切除术。术后约 10 天封管，12 天后拔管。拔管之前进行纤维喉镜检查，以排除下咽后壁软化和塌陷。

二、颈椎肿瘤

颈椎肿瘤包括原发性肿瘤和源于其他部位的转移性肿瘤。原发骨肿瘤很少见，其发病率约占所有肿瘤的 0.4%。4.2% 的原发骨肿瘤位于活动脊柱（不含骶椎）。每年每 10 万人中有 2.5 ～ 8.5 人患脊柱原发肿瘤。Boriani 等报道 366 例原发脊柱骨肿瘤中有 63 例（17.2%）位于颈椎。2015 年党镭等报道，57.1%（250/438）的脊柱原发肿瘤位于颈椎；83.6% 的颈椎原发肿瘤为良性肿瘤（209 例），以嗜酸性肉芽肿（25.8%）、神经鞘瘤（19.1%）和巨细胞瘤（16.7%）最常见；16.4% 的颈椎原发肿瘤为恶性肿瘤（41 例），以脊索瘤（51.2%）最常见。

2014 年 Lee 等报道 200 例脊柱转移瘤手术中，转移至颈椎者最少（10%），而最常见转移至胸椎（60%），腰椎、骶椎其次（30%）。2015 年，捷克的 Vanek 等报道 10.8%（18/166）伴有脊髓压迫症状的脊柱转移瘤位于颈椎。2012 年 Cho 等报道 17.3%（46/266）的脊柱转移瘤位于下颈椎（$C_3 \sim C_7$）。

（一）上颈椎肿瘤

上颈椎肿瘤包括原发性肿瘤和源于其他部位的转移性肿瘤，前者以脊索瘤、骨巨细胞瘤、神经纤维瘤、骨髓瘤等多见；后者则以肺癌、乳腺癌、前列腺癌、肾癌的骨转移较为常见。在骨骼系统中，脊柱是最常见的转移部位，其颈椎、胸椎、腰椎转移比例约为

1：6：4。

C_2 椎体发生率约占上颈椎转移性肿瘤的 80%。虽然患病率相对较低，但上颈椎肿瘤危害极大。若椎管内延髓处的呼吸循环中枢受压，可导致呼吸障碍；而肿瘤组织一旦压迫颈髓，则易造成高位截瘫，甚至危及患者生命。

日本学者 Tomita 等提出脊柱肿瘤手术指征，包括：①非手术治疗难以解决的疼痛；②肿瘤进行性生长，对放射治疗和（或）化学治疗及激素治疗不敏感；③经过放射治疗后患者的脊髓耐受性达到极点；④脊柱稳定性改变，表现为病理性骨折、进行性畸形和神经功能的缺失；⑤严重的神经压迫症状，尤其是由骨或骨碎片所引起者。

对于上颈椎转移性肿瘤，还需根据患者及肿瘤情况进行综合评估，其手术适应证包括：①原发肿瘤不明的单发转移性肿瘤，宜在冷冻活检的同时切除转移性肿瘤；②对放射治疗、化学治疗不敏感的单发转移，预计生存时间超过 6 个月者，宜切除转移性肿瘤后采用内固定和骨水泥填充，以维持上颈椎的稳定性；③转移性肿瘤致截瘫或濒临截瘫者，宜切除转移性肿瘤后进行脊髓减压 + 内固定以维持脊柱稳定性；④转移性肿瘤致脊柱不稳定、有顽固性疼痛者，宜切除转移性肿瘤，同时重建上颈椎的稳定性。

是否采取姑息性手术，需要权衡其带来的益处是否超过手术本身的风险。对于肿瘤晚期患者而言，选择姑息性手术通常是为了减轻疼痛和防止神经功能恶化，其标准为：①非手术治疗后仍难以控制的疼痛；②放射治疗和（或）化学治疗后肿瘤仍继续生长；③脊柱不稳定；④硬膜外肿瘤引起的神经功能障碍；⑤预期生存期限短于 3 个月。

〔二〕手术入路

1. 前路手术　经口入路适用于齿突、枢椎椎体肿瘤及寰枕区前部硬膜外病变。经口入路在血管较少的中线上进行手术操作，无须牵拉神经、血管结构，可以显露枕骨大孔至枢椎椎体。其缺点在于部位较深，显露范围较小，口腔内操作范围亦较受限，病灶切除及创面止血较为困难，手术难度高；且术后需常规行气管切开，存在感染和脑脊液漏的风险，在污染的口腔区域内植骨也存在很多争议。因此，经口入路主要用于寰枢椎脱位的松解、齿突切除等寰枢椎关节疾病。但近年来随着显微技术的飞速发展及手术器械的不断改进，该入路手术逐渐成为一种手术死亡率低、疗效满意的方法。

2. 前外侧入路

（1）经乳突下侧前方入路：可清晰显露寰椎侧块、寰椎和枢椎横突、齿突及椎动脉等，适用于寰椎侧块、枢椎横突、齿突肿瘤的切除，且不经口腔，术后护理方便。该入路在显露上颈椎侧方结构时需将寰椎横突尖作为显露的参考点，以免损伤副神经和椎动脉。

（2）胸锁乳突肌前内缘舌骨下切口：能够显露 $C_2 \sim C_4$ 椎体，适用于 $C_2 \sim C_3$ 椎体肿瘤切除植骨融合术，但不适用于齿突肿瘤切除和下颌骨偏低患者。

（3）颈前外侧改良 L 形切口：从颈前正中线向后，至以颈前正中线和胸锁乳突肌前缘为端点的中点，再垂直向下至胸锁乳突肌长轴中线，切口呈"L"形。其平行于下颌骨下缘的切口部分可扩大上颈椎显露范围；垂直向下的切口部分增加了与颈动脉鞘的距离，降低了动脉损伤的风险；该切口还省去了颈前外侧 T 形切口的下颌骨下缘部分，减少了对颈动脉三角上角处神经、血管（如甲状腺上动脉、舌动脉和面动脉以及舌下神经、面静脉、喉上神经外支）的损伤；亦有利于 $C_1 \sim C_4$ 椎体的长节段固定。与传统的经口或胸锁乳突肌前缘等手术入路相比，此入路能充分显露术野，无须切开颈动脉鞘，也不经口腔，避免了手术污染，降低了医源性感染率。缺点在于平行于下颌骨下缘的切口部分平对 $C_2 \sim C_3$ 椎体，故对 C_1

椎体的显露不够充分；但可通过适度牵拉或向上延长垂直切口来达到充分显露的目的。

3. 后路手术　一般说来，后路手术简单易行、出血少、创伤小。上颈椎后路手术主要通过枕颈入路，显露枕骨大孔后缘、寰椎后弓和后结节、枢椎棘突、椎板和关节突关节等后部结构，适于进行寰椎后弓、枢椎椎板、钩突及小结节部位的肿瘤切除。

4. 前后路联合手术　颈椎前路椎体切除和后路椎弓切除是治疗上颈椎肿瘤的常规手术，但有时肿瘤侵及脊椎范围广，肿瘤偏向侧方主要侵犯横突、椎弓根及其前后的延伸部、椎间孔区域，如此单纯的前路或后路手术均不能彻底切除肿瘤。此时需要考虑前后路联合入路。

（三）椎管内神经鞘膜瘤

【临床特点】神经鞘膜瘤是椎管内最为常见的肿瘤，圆形或椭圆形，有完整包膜，大小不一，切面多为实性、灰白色，极少数发生囊性变。

1. 发病年龄：常见于 30 ～ 45 岁中年人，老年人及儿童较少见。

2. 起病缓慢，病程长。由于该肿瘤生长缓慢，经对症治疗后症状可暂时缓解，故本病从发病到确诊时间平均为 3 年，早期常误诊为颈椎病、肋间神经炎、腰椎间盘突出等，后行 CTM 或 MRI 检查确诊。

3. 以神经根性痛为首发症状。由于此肿瘤多起源于脊神经后根，早期出现受累神经根分布区的放射性疼痛，当咳嗽、打喷嚏、用力排便等活动可使疼痛加重。"夜间痛"或"平卧痛"是本病的特点之一，表现为当患者夜眠或平卧时疼痛加重，坐起或活动后疼痛减轻，这与改变体位减轻肿瘤对神经根的牵拉或压迫有关。

4. 下肢向心性麻木和缓慢进行性肌力下降。由于脊髓丘脑束和皮质脊髓束在脊髓内是分层排列的，从外层到内层依次为骶、腰、胸、颈脊髓节段纤维，当肿瘤从侧方压迫脊髓时，首先受累及的是下肢感觉和运动神经纤维，逐渐出现自远端向近端的感觉和运动障碍，故患者出现一侧或双侧下肢向心性麻木和进行性肌无力。

【影像学检查】哑铃型者 X 线片显示相应椎间孔扩大。脊髓造影，显示完全梗阻。CTM 检查，见病变节段脊髓外、硬膜内占位影，脊髓被挤压到一端，如为哑铃型者，可见肿瘤经椎间孔延伸至椎旁。MRI 检查，能显示神经鞘膜瘤的部位、大小、形态、与脊髓及周围组织的关系。见椎管内脊髓外、硬膜内圆形或椭圆形肿瘤灶影，边界清楚，与正常脊髓信号相比，T_1WI 为等信号或稍低信号，T_2WI 呈高信号。静脉注射 Gd–DTPA 后 T_1WI 呈均匀强化、不均匀强化或环状强化，主要取决于肿瘤内有无囊变，无囊变者呈均匀强化，有囊变者呈不均匀强化或环状强化。

【病理检查】神经鞘膜瘤又分为神经鞘瘤和神经纤维瘤两类。

过去认为前者来自神经鞘细胞，而后者来自神经束膜细胞。近年来用组织培养、免疫组化（S-100）和电子显微镜观察发现，两者并无区别，均为神经鞘细胞来源，故统称为神经鞘膜瘤。

显微镜下观察神经鞘瘤由增生的神经鞘膜细胞构成，细胞细长呈菱形，核呈长椭圆形。根据细胞的排列又分为束状型（antoni A）和网状型（antoni B）。神经纤维瘤则由增生的神经鞘膜细胞和成纤维细胞构成，排列紧密，成小束并分散在神经纤维之间。

【治疗】手术治疗是治疗神经鞘膜瘤的最有效方法。

【并发症】颈椎肿瘤手术并发症有以下几种。

1．椎动脉损伤　颈椎肿瘤手术较其他颈椎疾病手术的椎动脉损伤发生率高。周华等报道枢椎脊索瘤全脊椎切除的椎动脉损伤率高达 55%（11/20）。韦峰等报道上颈椎原发肿瘤行全脊椎切除术时椎动脉损伤率为 21.7%（5/23）。韦峰等报道颈椎肿瘤（与椎动脉关系密切）手术 27 例，2 例（7.4%）出现椎动脉损伤。Yang 等报道颈椎肿瘤手术的椎动脉损伤率为 6.4%（7/110）。

椎动脉损伤可能与椎动脉解剖结构异常、肿瘤位置、手术入路和手术经验等因素有关。韦峰等报道 8 例（29.6%）椎动脉被颈椎肿瘤推挤移位，14 例（51.8%）椎动脉被肿瘤包绕。韦峰等认为颈椎肿瘤手术较其他颈椎疾病手术导致椎动脉损伤的可能性高，其原因为肿瘤侵犯导致椎动脉走行异常，肿瘤包绕椎动脉，肿瘤压迫椎动脉导致动脉壁变薄，肿瘤手术切除范围较其他颈椎疾病手术切除范围广。韦峰等认为，前后入路时前路高位颌下切口显露椎动脉较困难，容易损伤椎动脉；而后前入路时，后方入路手术视野更宽阔，可以充分显露和游离椎动脉，从而降低前路手术对椎动脉的显露难度，有利于保护椎动脉。

2. 脑脊液漏　由于颈椎肿瘤与硬膜囊粘连严重，甚至有部分肿瘤侵入硬膜囊，导致术中硬膜囊破裂甚至缺损，因而术后脑脊液漏较为常见。严重的脑脊液漏可能导致患者出现低颅压性头痛，伤口渗液致伤口不愈合、裂开、感染，椎管内感染甚至颅内感染，进而危及生命。

（1）诊断：典型症状包括头痛、头晕，恶心、呕吐等不适症状；头高位时症状加重，去枕平卧并予以输液支持后可缓解；患者术后切口引流管 24h 引流量＞ 300ml，且引流液为淡红色或淡黄色清亮液体。诊断困难的患者可结合引流液检查（脑脊液常规、生化等检查）及影像学检查（颈椎 MRI、CT 等）协助诊断。结合患者术中操作情况，可明确诊断。

（2）脑脊液漏原因：根据颈椎肿瘤患者术中及术后脑脊液漏情况，总结导致脑脊液漏的主要原因有以下三个方面。①硬膜内肿瘤（脊髓外硬膜下肿瘤及髓内肿瘤等）。对于这部分肿瘤，手术过程中必须要切开硬膜囊。②肿瘤组织与硬膜囊粘连较为严重，甚至侵入硬膜囊。术中分离肿瘤可能导致硬膜囊破损，甚至为彻底切除肿瘤，需要主动切除部分硬膜囊，导致硬膜囊缺损。③术中为切除肿瘤，需要对脊髓及神经根进行牵拉，可能导致神经根根袖撕裂，发生轻微的脑脊液漏。这部分患者术中不易被发现，术后症状亦不明显，但患者术后突然咳嗽或屏气等，导致颅内压升高，可能导致破口进一步扩大，出现较为严重的脑脊液漏。

（3）治疗

1）一般治疗：对术后确诊或疑为脑脊液漏的患者，应嘱其以平卧位为主，避免头高位及过早下床活动；同时及时调整控制引流，伤口引流管间断夹闭（每2小时开放10～15min），同时将伤口负压引流更换为常压或正压引流，控制伤口每24小时引流量为150～250ml；严密观察患者伤口敷料情况，如有伤口渗液，应及时更换敷料并仔细消毒，防控感染。

2）持续腰大池引流治疗：对于症状严重、一般治疗无明显缓解或疑似感染的脑脊液漏患者，应及时实施持续腰大池引流治疗。患者取侧卧位（左或右侧卧位均可），尽量屈膝，头颈尽量前屈，将身体弓成"虾米状"。取 $L_3 \sim L_4$ 或 $L_4 \sim L_5$ 棘突间隙为穿刺点，将2%利多卡因1：1稀释后行局部浸润麻醉。使用穿刺专用套管针沿穿刺点通过棘突间隙穿入蛛网膜下腔，穿入深度为5.0～6.0cm（体型较壮者穿刺深度可达6.5～7.5cm），见有脑脊液流出即证明穿刺针已达蛛网膜下腔。将穿刺针的斜口旋转至尾端方向并退出套管针内芯，将导丝沿套管针置入蛛网膜下腔，导丝置入深度为10.0～15.0cm，退出穿刺针。使用扩皮器沿导丝扩皮，将引流管沿导丝置入蛛网膜下腔（尾端置管），置管深度为8.0～12.0cm，退出导丝。体外通过三通管与闭式引流瓶及引流袋连接，通过调节引流瓶高度控制引流速度，以每分钟2～5滴、每24小时引流量150～250ml为宜。置管成功后应先夹闭伤口引流管，观察6～12h，确认腰大池引流畅通后，可拔除伤口引流管并缝合窦道口。对于疑似感染的脑脊液漏患者，可通过引流管留取脑脊液标本行细菌培养及药物敏感试验，确诊后可根据药物敏感试验结果选择敏感的药物，通过腰大池导管注入蛛网膜下腔进行鞘内注射治疗。

A. 持续腰大池引流的原理及适应证：正常情况下脑脊液处于一个相对封闭的间隙中，压力维持在 $80 \sim 200mmH_2O$，一旦硬膜囊破裂，脑脊液将经由破口渗出至组织间隙，甚至沿手术切口渗出至体外，细菌容易定植，感染风险极大，甚至逆行导致颅内感染。由于脑脊液持续渗出，导致硬膜囊自身或硬膜囊与人工修补材料间无法持续对合，愈合较慢，且由于脑脊液丢失使得患者颅内压降低，导致低颅压性头痛、眩晕、恶心、呕吐等不适症状。经由 $L_3 \sim L_4$ 或 $L_4 \sim L_5$ 间隙于蛛网膜下腔内置管行持续腰大池引流可以有效地调节硬膜囊内脑脊液压力，治疗脑脊液漏。一方面可以通过腰大池置管分流，降低颈段破口处的压力，使得硬膜囊自身或与修复材料持续对合，促进其自身修复；另一方面，通过滴速的精确调节，可以避免脑脊液内压力过低而导致的不适症状。与此同时，通过持续引流的下行冲刷作用，每日引流出 $150 \sim 250ml$ 脑脊液，可以控制逆行感染的发生；对于疑似感染的患者，更可通过导管留置脑脊液，结合细菌培养及药物敏感试验等，进行鞘内注射等针对性的治疗。

B. 拔除腰大池引流管指征：脑脊液透明、清亮，无明显浑浊及沉淀；体温正常，血常规白细胞及中性粒细胞比率正常，脑脊液常规提示白细胞 $< 10 \times 10^6/L$，脑脊液生化提示糖、蛋白质及氯化物等指标正常或接近正常。

C. 伤口愈合良好，无红肿、渗出，患者持续引流 $7 \sim 10$ 天，如伤口基本愈合，可考虑拔管，拔管前应先夹闭引流管 $24 \sim 48h$，如患者无明显不适症状，伤口无明显隆起及波动感，伤口无渗液，则继续引流 $6 \sim 8h$ 后可拔除引流管。拔管后嘱患者去枕平卧 $8 \sim 12h$。

（四）多发性骨髓瘤

多发性骨髓瘤起源于骨髓的浆细胞。分化好的瘤细胞与浆细胞相似，故又称浆细胞骨髓瘤。该肿瘤好发于富含红骨髓的部位。扁骨中以颅骨、胸腰椎、肋骨、骨盆和胸骨多见。长骨中好发于股骨和肱骨近端。发生于颈椎者较少见，易造成误诊。

多发性骨髓瘤好发年龄为 40 ～ 60 岁。脊柱如见单骨或多骨膨胀性溶骨性骨质破坏，边界不规则，内无间隔和骨嵴，年龄偏大，贫血容貌，血红蛋白低，红细胞计数减少，红细胞沉降率加快，要考虑多发性骨髓瘤。多发性骨髓瘤需与骨结核、骨转移瘤和巨细胞瘤鉴别。

三、强直性脊柱炎合并颈椎骨折

（一）强直性脊柱炎合并颈椎骨折的特点

强直性脊柱炎（ankylosing spondylitis，AS）是一种主要累及中轴骨关节的慢性、系统性、炎性疾病，好发于青年男性，区别于DISH病高发于老年男性。AS 是一种累及结缔组织及血清相关指标表现为阳性的脊柱关节疾病，由于该类疾病的进程缓慢，绝大多数患者最早出现骶髂关节间隙模糊、破坏、融合，从骨盆的骶髂关节逐渐向上延伸至中轴骨骼和四肢大关节及其邻近的韧带，当扩张至腰椎、胸椎、颈椎时，脊柱可呈典型的"竹节样"变，经过一个相对缓慢的炎症刺激过程后导致关节强直，并且由于脊柱椎间盘纤维环、韧带失去固有的弹性，导致脊柱变硬、畸形，进而发生机体不同程度的慢性疼痛现象。另外，骨质疏松是强直性脊柱炎的重要特点，甚至在疾病早期，部分患者可能因为骨质疏松导致骨折的发生。AS 的颈椎在中立位时重心由髓核处转为骨化韧带前侧或后侧，导致颈椎在屈伸运动时应力增加，而骨化的后柱张力带作用丧失，不能有效分散颈椎屈伸运动时的应力，容易导致颈椎过伸时发生剪切型骨折，尤其是颈胸交界处。

AS合并颈椎骨折有其特殊性：AS骨折较多累及脊椎的三柱，导致骨折不稳定，容易并发脱位，且骨折脱位复位困难，容易再脱位。有研究表明，AS患者骨折的发病率是正常人的4倍（为5%～15%）。Feldtkeller等通过对1071例AS患者的研究发现脊柱骨折的发生率为5.7%，并指出14%的患者一生中会有脊柱骨折病史。AS合并脊柱骨折最常见于颈椎，尤其是下颈椎，合并颈椎骨折时容易并发严重的颈脊髓损伤，导致患者出现较严重的神经损伤。

（二）AS合并颈椎骨折早期手术的必要性和手术方式

临床上大部分强直性脊柱炎合并脊柱骨折的患者均需要手术，轻微暴力即可造成脊柱骨折，导致患者出现慢性疼痛、骨折不愈合，进而发展成为Anderson病变，非手术治疗效果普遍较差。AS患者骨折脱位后行颅骨牵引复位，复位率较低。非手术治疗仅限于少数稳定、三柱没有完全受累且颈椎序列正常，特别是前柱承载功能良好的患者。AS患者特殊的畸形导致体位摆放困难、保守牵引操作难度高；颈椎形态异常导致局部与整体长轴线不平行，这或许是AS合并颈椎骨折患者单纯牵引治疗无法取得满意效果的原因。因为整个脊柱强直，AS患者脊柱活动度差甚至没有活动度，骨折处局部应力远大于不存在AS的颈椎骨折，加之AS患者普遍存在骨质疏松，行非手术治疗的失败率也很高。综合以上因素，AS合并颈椎骨折的患者建议早期手术治疗。AS颈椎骨折脱位的手术指征：①三柱损伤，骨折不稳定或移位；②神经功能受损或持续进展；③损伤椎间盘组织嵌顿断端；④颈椎矢状面或冠状面存在畸形，需要矫正。

1. 手术治疗

（1）单纯前路手术，骨折稳定性较差，因为AS均合并骨质疏松，椎体钉撑开、器械撬拨等操作不能达到预期的撑开复位；即使勉强复位成功，也容易出现再脱位及内固定失败的可能。

（2）单纯后路手术，长节段固定比单纯前路手术稳定性要好，强有力的椎弓根螺钉属于三柱固定，能够实施充分的撑开、提拉复位，对骨折脱位复位效果较前路满意，再次脱位的可能相对较小。但单纯后路手术对于前方突入椎管造成脊髓压迫的减压效果较单纯前路手术差，减压作用有限。

（3）前后路联合手术，是一种有效的方法，对前方无明显脊髓压迫的 AS 合并颈椎骨折患者可采取单纯后路长节段坚强内固定。而脊髓前方受压较重，单纯后路手术无法获得有效减压的患者可采取前后路联合手术，如前后路、前后前或后前后入路手术。对于椎体压缩、塌陷明显，前方缺乏支撑的患者，也需要采取前后路联合的手术方式。

2. 围手术期注意事项及术后并发症　在受伤早期应集中采用激素冲击治疗，同时辅助一定的营养和镇痛治疗，对于呼吸系统分泌物较多的患者应采用支气管镜处理呼吸道不畅等引起的窒息。

颅骨牵引是患者入院后早期一个非常重要的治疗方式，可以实现患者骨折部位脱位的复位，继而减轻对脊髓、神经的压迫现象，恢复颈椎的序列，维持颈椎的早期稳定性。然而，对于 AS 合并颈椎稳定性骨折，无须颅骨牵引。针对不稳定的颈椎骨折，颅骨牵引则非常重要，其不但能改善神经挤压的症状、延缓病情的进展，还能降低神经二次损伤。AS 合并颈椎骨折的患者大多存在脊柱强直性弯曲畸形的表现，在临床诊疗过程中应注意使用麻醉插管方式、体位的放置及术后护理等，过程中稍有不慎，就会导致脊髓、神经出现二次伤害及并发症的发生。除外颈椎手术过程中的常见并发症，AS 合并颈椎骨折患者在术后易造成切口下的血肿、肺部感染、褥疮及深静脉血栓等一系列并发症。因 AS 患者多患有不同程度的骨质疏松，断端出血率较高，患者在术后发生硬膜外血肿的概率也较常规脊柱骨折明显增加。有研究表明，AS 合并颈椎骨折患者术后发生血肿的概率约为 10%，所以术后及时地检测患者的生命体征及上下肢功能显得非常重要。如血肿压迫气管，出现呼吸困难、躯体功能障碍等应立即清除血肿，挽救生命。另外，部分患者由于长期卧床，带来了一系列的并发症，是造成患者术后死亡的主要原因。

四、颈椎结核

颈椎结核较少见，约占脊柱结核的 2.74%。虽然颈椎结核发病率低，但因其解剖部位的特殊性，结核病灶随病情发展可破坏骨质或形成椎旁脓肿，压迫周围组织出现临床症状。10% ～ 47% 的下颈椎结核因破坏椎体压迫脊髓出现神经损害。颈椎结核合并截瘫的发生率为 25% ～ 33%。颈椎结核早期的临床表现与影像学表现缺乏特异性，诊疗过程中难以得到明确诊断，常误诊、漏诊以致出现严重后果。

1. 临床表现　发病初期，全身中毒症状表现为午后低热、夜间盗汗、食欲缺乏、倦怠、身体消瘦等，但这些症状多不典型，易与其他疾病临床表现相混淆。随着病程进展，大多数寰枢椎结核可形成咽后壁脓肿，较大脓肿可产生局部压迫症状，出现声音嘶哑、吞咽困难和呼吸困难等。由于疼痛所致反射性、保护性肌肉痉挛，多引起斜颈畸形。颅颈交界处结核（包括寰枢椎结核）的临床症状包括枕颈部疼痛、颈部活动受限、间断用手托下颌（寰枢椎不稳定）。局部疼痛可沿脊神经放射，上颈椎病变放射至后枕部，下颈椎病变放射到肩部或上臂。神经受累症状包括第 IX 对、第 X 对脑神经受累时出现吞咽困难及声音嘶哑。

与上颈椎结核局部症状相比，下颈椎及颈胸段结核还可引起颈椎后凸畸形、椎旁寒性脓肿及窦道。当椎旁脓肿累及交感神经节时，可出现 Horner 综合征；C_4 椎体以上病变的脓肿多位于咽喉后方，形成咽后脓肿，C_5 椎体以下病变脓肿多位于食管后方，形成食管后脓肿。

2. 影像学检查

（1）X 线检查：X 线检查是颈椎结核的首选影像学检查。不仅经济、快捷，还可以了解病变整体情况，如病灶部位、有无死骨形成、椎间隙变窄程度、椎旁软组织增厚影等。脊柱结核的主要 X 线表现为椎体上下缘的虫蚀样骨质破坏及椎体压缩楔形变，后者易导致脊柱后凸畸形。颈椎结核在发病早期时 X 线片多无明显改变，一般在发病数月至 1 年才有阳性发现。正常人侧位 X 线片可见咽后壁软组织宽度为附近椎体前后径的 1/13 ～ 1/10，椎前软组织一般不超过 7 ～ 10mm，如果颈椎椎前软组织影＞ 15mm，即使 X 线片上骨性影像无明显异常，也要高度怀疑颈椎结核并进一步检查。寰枢椎结核患者咽后壁椎前软组织阴影可明显增宽，为正常人的 6 ～ 8 倍，寰枢椎结核导致寰椎前脱位是比较常见的影像学表现。此外，动力位的 X 线片有助于寰枢椎脱位的诊断。

（2）CT 检查：CT 可以发现病变早期的椎体破坏，准确显示 X 线片上不易发现的椎体甚至附件的微小病灶，但这些早期发现不具有诊断意义，需要与淋巴瘤、转移瘤、化脓感染性病灶等相鉴别。CT 平扫骨窗可以发现受累椎体骨质密度高低不均，常伴有块状或沙粒样死骨形成。与 X 线片相比，CT 图像可以更加细致地观察椎体内的死骨、脓腔和椎旁软组织内的钙化等。对于颈椎结核所导致的截瘫，螺旋 CT 三维重建图像可见突向椎管内压迫脊髓的细微的骨嵴，为手术减压范围提供准确信息。

（3）MRI 检查：颈椎结核 MRI 典型表现为 T_1 加权像呈不均匀低信号，T_2 加权像呈不均匀略高信号及高低混杂信号。MRI 对水分含量和蛋白质含量变化非常敏感，因此，在结核病灶炎性水肿的早期，其诊断敏感性要优于其他影像学检查，敏感度可达 100%，特异度为 88.2%。在颈椎结核感染早期，MRI 上可仅表现椎体炎性水肿的信号改变，这一影像学改变要早于 X 线片及 CT 图像。对于有临床症状而 X 线片及 CT 图像上未发现病灶的患者，可行 MRI 检查以防漏诊。MRI 矢状位 T_1 像可以清晰显示椎前脓肿光滑边界，T_2 加权像可显示椎间盘变窄，中央高信号横线消失。与 CT 相比，MRI 对软组织分辨率较高，增强后在寒性脓肿周围可见增强的边缘，能与肿瘤的增强影像相鉴别。MRI 可以在解剖困难部位很好地显示结核病灶，比如颅颈交界处、颈胸椎交界处等，也可以显示椎管内容物。

3. 治疗　手术治疗的目的主要是清除结核病灶，利于药物渗入，重建上颈椎稳定性，保留和恢复神经功能，预防和矫正畸形，缩短病程，降低复发率。目前颈椎外科手术的诊断措施主要为病灶穿刺活检术，手术治疗方法包括各种前、后路病灶清除固定术和微创手术。

常用的活检方法有切开活检并二期手术、术中冷冻活检并同期手术、CT 引导下经皮穿刺活检术。前两者现已少用，因切开活检损伤大、出血多、病灶小时不易取材，存在不需要手术的患者遭受手术痛苦的风险；术中冷冻活检可能因术前病灶性质不明确，导致术前准备不充分，若是肿瘤，可造成术中切除不彻底，甚至因出血多而放弃手术。CT 引导下经皮穿刺活检术被认为是一种创伤小、费用低、准确率高、恢复快的安全方法。

韦峰等根据影像学及神经损伤情况制定了上颈椎结核分级标准：Ⅰ级，骨质轻、中度破坏；Ⅱ级，骨质重度破坏，寰枢椎脱位；Ⅲ级，骨质破坏或寰枢椎脱位合并神经功能障碍。韦峰等认为Ⅲ级患者需手术治疗，大多数的Ⅱ级患者也应手术清除病灶，术后均需 Halo 架外固定 3 ～ 6 个月。

（1）病灶清除术

1）脓肿引流术：当患者因脓肿而产生脓毒血症、硬膜外脓肿产生的神经损伤或当脓肿范围极大时需进行脓肿引流，其目的是通过引流使脓腔变小或闭合。Kotil 等对 9 例上颈椎结核患者行前路减压并术后脓肿引流，术后随访显示患者症状减轻，咽后脓肿得到控制。近年来 CT 引导下活检穿刺技术得到较广泛的应用，在活检穿刺的同时，张西峰等利用 CT 引导下经皮行乳突前穿刺，病灶内放置硬膜外引流管对脓肿进行引流并注入抗结核药物进行局部化学治疗，均未行二期手术。术后平均随访 3 年，无窦道、假关节形成，末次随访时无复发或死亡病例。

CT 引导下脓肿引流术可对无分隔脓肿内的稀薄脓液进行有效引流，并可经导管注入抗结核药物，优点是病灶内药物浓度提高、持续引流且微创，还降低了治疗费用。但是术后导管堵塞亦是其术后常见的并发症。

2）颈后入路病灶清除术：寰枢椎病灶清除手术应力求简单，达到减压目的即可，无须像切除肿瘤一样将病灶彻底清除。虽然前路病灶清除较常用，但对于单纯枢椎侧块和后弓受累患者，后路病灶清除术具有不可替代的优点，其可在病灶清除的同时行后路坚固的内固定融合。

3）颈前咽后入路病灶清除：1987 年，Meafee 等提出了颈前咽后入路（经颌下入路）显露上位颈椎的方法。改良后经颈前疏松间隙，自血管鞘、内脏鞘间隙到达椎体前方，病灶显露较为充分，容易牵拉，并发症少。由于该切口不经口咽部，无须特殊口腔准备和开口器械，同时也降低了结核分枝杆菌通过口腔经消化道传播的风险。与经口入路相比，颈前咽后入路能充分显露枕骨大孔至 C_4 椎体，并能充分显露双侧横突，必要时可附加纵行切口向远端分离，具有病灶清除彻底、创伤小、出血少、术后感染少及手术时间短等特点，对于上颈椎结核病灶清除尤为适用。但由于咽后壁脓肿常伴周围软组织、咽部及高位食管壁水肿，同时术中为获得较好的视野会过度向内牵拉内脏鞘，易损伤咽部及高位食管。

（2）植骨方式：病灶清除导致的骨缺损常需要植骨，常用的植骨方法是在寰椎与枢椎间放置肋骨或髂骨块，用钢丝、椎板夹、钛缆或螺钉等将其与寰枢椎结构固定。植骨块为三面骨皮质，具有很好的三维支撑作用，有利于提高融合率。

（3）药物治疗：尽管手术清除病灶已广泛应用于临床，但脊柱结核是结核分枝杆菌全身感染的局部表现，故外科手术彻底清除病灶不能替代药物治疗。脊柱结核常用抗结核药物有异烟肼（H）、利福平（R）、吡嗪酰胺（Z）、链霉素（S）、乙胺丁醇（E）。对于初治结核，世界卫生组织（WHO）指南推荐应包含 6 个月的利福平治疗（HRZE 2 个月 +HR 4 个月）。既往抗结核药物选择的一个重要因素是细菌的耐药性。对于复发结核，WHO 指南推荐可立即接受包含一线药物的复治方案（HRZES 2 个月 +HRZE 1 个月 +HRE 5 个月）。研究显示复发结核对异烟肼、利福平耐药率分别为 51.2% 和 47.3%，对利福平和异烟肼均具有抗药性的结核称为多重耐药结核（MDR-TB），其对异烟肼、利福平耐药率上升到 92.7% 和 81.9%。因此，治疗开始前应收集标本，接受针对异烟肼和利福平的药物敏感试验（DST），以便发现 MDR-TB，修改治疗方案；脊柱 MDR-TB 治疗原则：①参考既往用药史；②根据 DST 制订个体化的治疗方案；③强化期最好应有 5 种敏感药物组成，巩固期至少有 3 种药物，合并 HIV 感染患者至少 6 种药物联合应用；④痰菌阴转治疗至少持续 18 个月；⑤原则上实施每天给药和监督下治疗，强化期住院为妥。对于新近上颈椎结核术后可应用短期治疗方案；对于复发脊柱结核应采用复治方案，并积极行 DST，以区分 MDR-TB 和非 MDR-TB；对于复发脊柱结核或 MDR-TB 最佳的治疗方案是 DST 指导下的个体化治疗。

4. 儿童颈椎结核　婴幼儿脊柱结核以胸、腰椎多见，颈椎较为少见（占 2.2%～6.3%），大多见于 2～5 岁的儿童。多继发于肺结核，结核分枝杆菌经血行到骨，停留在血管丰富的骨松质而发病。因儿童的语言表达能力有限，不易早期发现。如患儿出现夜啼、头颈部姿势异常等，如伴有结核接触史和结核中毒症状，需考虑颈椎结核的可能。因为儿童颈椎椎管较成人窄，结核脓肿、肉芽组织、干酪样坏死组织及死骨可向后凸入椎管内，使脊髓和神经根受压，造成不同程度的瘫痪。有数据显示儿童脊柱结核截瘫发生率高达 24%，而全部脊柱结核患者截瘫的发病率约为 10%，所以早期及时诊断对婴幼儿结核的预后发展很关键。

病理组织学上分为干酪样坏死型和增生型，以干酪样坏死型多见，病变突破骨皮质时，在相邻软组织内形成脓肿，局部无红、热、痛，被称为寒性脓肿或冷脓肿。增生型较少见，以形成结核性肉芽肿组织为主。实验室检查活动期可有红细胞沉降率加速，结核菌素试验及结核抗体试验阳性。

增强 MRI 检查具有软组织分辨率高、多参数、多平面成像、无辐射损伤等优势，能反映婴幼儿颈椎结核的病理变化，清晰显示椎体骨髓水肿、骨质破坏、椎间盘破坏、椎管及脊髓受累情况，以及椎旁脓肿形成，大小和范围，在婴幼儿颈椎结核的诊断及鉴别诊断中具有独特优势。

婴幼儿颈椎结核的增强 MRI 表现主要有：①生理曲度改变。早期可无改变，未发生严重椎体序列改变或椎体成角畸形。②椎体改变。病变多累及相邻 2 个椎体，T_1WI 呈低信号。T_2WI 呈高信号或混杂信号。③椎间隙（椎间盘）改变。椎间隙变窄，椎间盘信号消失或 T_2WI 呈高信号或低信号。④椎旁冷脓肿形成。椎旁或椎管内硬膜外边缘清晰，T_1WI 呈低信号、T_2WI 呈高信号或混杂信号。⑤椎管受累。表现为椎体变形后凸及增厚软组织突入椎管压迫硬脊膜囊，呈弧形压迹，严重者可致椎管狭窄，脊髓受压，脊髓缺血、变性、软化。

本病还需与椎间盘炎相鉴别，儿童椎间盘炎多为血行感染，可继发于腰椎穿刺及手术后，开始累及椎体终板，后扩散至椎间盘，出现相应 MRI 表现。

五、脊髓空洞症

脊髓空洞症是以脊髓内空洞形成为特征的一种慢性脊髓变性疾病。其病理特征为脊髓内空洞形成、脊髓积水及胶质细胞增生。临床表现以受损节段分离性感觉障碍、上下运动神经元运动障碍及自主神经营养障碍为特征。

Gardner 提出的理论认为，脊髓空洞症的形成完全是由于机械因素所造成的，两个主要的致病因素是第四脑室出口受阻与脑室内脑脊液搏动波的不断冲击，导致脊髓中央管逐渐扩大，最终形成空洞。

1. 分型　脊髓空洞症的分类方法比较多，按空洞是否与蛛网膜下腔或脑室相交通分为交通性脊髓空洞症与非交通性脊髓空洞症；按是否与先天因素有关分为原发性脊髓空洞症和继发性脊髓空洞症，原发性脊髓空洞症伴有小脑扁桃体延髓联合畸形等发育异常，继发性脊髓空洞症可继发于外伤、肿瘤、蛛网膜炎等。Shertman 在 Barnett 分类的基础上改良，将其分为以下 4 型。①交通性脊髓空洞症（脊髓积水）：脊髓空洞伴小脑扁桃体延髓联合畸形，无肿瘤、外伤及蛛网膜炎。其中以 Chiari Ⅰ型畸形多见。②特发性脊髓空洞症（脊髓空洞）：不伴有小脑扁桃体延髓联合畸形及其他脊椎畸形，也不伴有外伤、肿瘤及蛛网膜炎。③外伤性脊髓空洞症：均有明显的脊椎外伤史。④肿瘤性脊髓空洞症：凡继发髓内、外肿瘤者均属于此类型。多见于室管膜瘤、星形细胞瘤、网织细胞瘤。

2. MRI 表现　CT 虽能比较准确地对脊髓空洞症做出诊断，但 MRI 诊断脊髓空洞症更加简便、有效，明显优于 CT。CT 对软组织分辨率不高，必须行椎管造影后再进行扫描方能将病变显示出来，而 MRI 只需平扫、无须强化即能将正常结构及病变显示清楚。CT 尚难克服骨质引起的伪影，尤其对颈髓及枕骨大孔区病变显示欠理想，且 CT 只能行轴位扫描，扫描野较局限，范围小，冠状位及矢状位重建图像差。增强 MRI 具有 3 种扫描图像，即 T_1、T_2 加权像及质子像，可进行轴位、矢状位、冠状位 3 种体位扫描，互相补充，将病变显示清楚，使诊断更加准确、简便。

T_1 加权像显示解剖细节较好，硬膜外脂肪呈 T_1 高信号，脊髓位于椎管中央，周围脑脊液呈 T_1 低信号，空洞与脑脊液均呈低信号。T_2 加权像脑脊液呈 T_2 高信号，将信号较低的脊髓衬托出来，空洞信号较高，但由于脑脊液流空现象，空洞内可见不规则状稍低信号。矢状位上 MRI 扫描野范围较大，可以显示空洞的全貌、小脑扁桃体的位置及下降的程度。轴位上空洞的大小、形态，与中央管的关系，以及脊髓膨大、萎缩的程度清晰可见。

3. 创伤性脊髓空洞症 最早由 Hallopean 于 1871 年报道，其发生率为 0.3% ～ 3.2%。本病由脊髓损伤后发生的粘连性蛛网膜炎所致。一方面，蛛网膜局部瘢痕的形成可直接压迫脊髓，使脊髓组织发生缺血和坏死；另一方面，损伤节段蛛网膜粘连与纤维化，使脊髓的活动度受到限制，又可造成蛛网膜下腔梗阻。当脊髓活动时，由于瘢痕对脊髓组织的牵拉作用，脊髓的腹侧与背侧将产生不同步的运动而形成空洞。空洞的进一步扩大与延伸主要与蛛网膜炎引起的硬膜外静脉压力增高有关。创伤后粘连性蛛网膜炎引起的蛛网膜下腔梗阻是导致空洞扩大和延伸的主要原因，当静脉压力突然升高时，静脉管壁亦随之扩张，从而导致脑脊液的搏动。脑脊液搏动所产生的压力在蛛网膜粘连处达到最大，洞内液体则因压力梯度而向上或向下流动，冲击相对薄弱的脊髓组织而使空洞扩大和延伸，咳嗽、屏气等任何影响胸腔或腹腔内压的因素，均可使硬膜外静脉的压力改变并向空洞内传递。

脊髓空洞好发于颈段，其具体位置以灰质后柱多见，空洞可为单个或多个，多个空洞之间可相互交通或不交通。

脊髓空洞共存在 3 种不同表现方式，即脊髓 MRI T_2WI 高信号、脊髓积水、脊髓空洞。1989 年，Takhashi 等报道 18.8% 的颈椎病由于脊髓受压而产生 MRI T_2WI 高信号这一现象，并分析此现象由脊髓软化、脱髓鞘、微小囊肿所致，并认为这种改变提示颈椎病预后较差。Yukawa 等将 MRI T_2WI 脊髓信号分为三级：0 级，MRI T_2WI 脊髓内无高信号；1 级，MRI T_2WI 脊髓内有高信号，低亮度，边界不清；2 级，MRI T_2WI 脊髓内有高信号、高亮度，边界清晰，并认为亮度越高，预后越差。

4. 高颈段脊髓空洞症的手术治疗　传统方法有枕下减压术，即枕下减压术＋空洞分流术。如果在手术中发现较长节段的脊髓空洞，通常在行枕下减压术后脊髓空洞自然消失，可无须再行脊髓空洞切开引流术。如果行枕下减压术后脊髓仍较为饱满，可在术中轻轻压迫脊髓，以促进脊髓空洞通畅。对于多房性脊髓空洞症的治疗效果，通常不如未分隔的脊髓空洞症效果好，应采用枕下减压术＋空洞分流术。

六、运动神经元病

运动神经元病（motor neuron disease, MND）是一种病因尚未明确的慢性、进行性神经组织变性疾病。主要临床表现为以上、下运动神经元损伤为主的一系列改变，其中包括四肢无力、肌肉萎缩、肌束震颤、肌肉张力加强和肌腱反射增强等表现，但感觉功能不受影响。

MND 病因尚不清楚，一般认为是随着年龄增长，由遗传易感个体暴露于不利环境所造成的，即遗传因素和环境因素共同导致运动神经元病的发生。

1. 致病因素

（1）遗传因素：目前已经发现十多种与肌萎缩侧索硬化（amyotrophic lateral sclerosis，ALS）发病相关的突变基因，其中最常见的是超氧化物歧化酶 1 基因（SOD1），其次是 FUS 和

TARDBP，其他还包括 *ALS2*、*SETX*、*VAPB*、*ANG*、*OPTN*、*ATXIN2* 等。前 3 种基因与大部分 ALS 相关，而其他基因仅与少数 ALS 相关。所有家族性 ALS 的突变基因均可出现在散发性 ALS 患者中，两组唯一的临床鉴别点是前者的发病年龄较小，比后者提前 10 年左右，而且散发性 ALS 患者的一级亲属罹患 ALS 及其他神经系统变性疾病的风险增高，因此不能排除遗传因素也在散发性 ALS 中起作用。这些与 ALS 发病相关的突变基因主要有 *SOD1*、*Alsin* 基因、TARDNA 结合蛋白基因、肉瘤融合基因（*FUS/TLS*）、VAMP 相关蛋白 B 型基因（*VAPB*）、血管生成素基因（*ANG*）、Ataxin-2（*ATXN2*）、泛素蛋白 2 基因（*UBQLN2*）、C9orf72 相关 ALS 等。

（2）环境因素：根据大量流行病学调查发现许多与 ALS 发病相关的因素，包括重金属、杀虫剂、除草剂、外伤、饮食及运动等。总体来讲，这些因素之间缺乏联系，而且它们与 ALS 的发病是否存在必然联系以及它们导致 ALS 发病的机制也有待进一步证实。与 ALS 发病相关的环境因素主要有农业劳动与农村生活、电击伤、电离辐射、工业原料、重金属等。

2. 临床分型　根据临床表现的不同，运动神经元病一般可以分为以下 4 种类型：①肌萎缩侧索硬化；②进行性肌萎缩（progressive muscular atrophy，PMA）；③进行性延髓麻痹（progressive bulbar palsy，PBP）；④原发性侧索硬化（primary lateral sclerosis，PLS）。

肌萎缩侧索硬化：ALS 大多成年起病，散发性患者平均发病年龄为 56 岁，具有阳性家族史的患者平均发病年龄为 46 岁。该病平均病程为 3～5 年，但不同亚型的患者病程也存在差异。一般而言，发病年龄＜ 55 岁的患者生存期较长。此外，家族性 ALS 患者病程与散发性患者不尽相同，且与特定基因突变相关。但无论何种类型的 ALS 患者，最终多死于呼吸衰竭。

ALS 临床上以上、下运动神经元受累为主要表现，包括肌无力、肌肉萎缩、肌束震颤及肌张力增高、腱反射亢进、病理征阳性。一般无感觉异常及大小便障碍。其中肌无力、肌肉萎缩、肌束震颤为下运动神经元受累表现；肌张力增高、腱反射亢进、病理征阳性为上运动神经元受累的主要表现。

对于不同的患者，首发症状可有多种表现。大多数患者以不对称的局部肢体无力起病，如走路发僵、拖步、易跌倒，手指活动（如持筷、开门、系扣）不灵活等。也可以吞咽困难、构音障碍等延髓症状起病。少数患者以呼吸系统症状起病。随着病情的进展，逐渐出现肌肉萎缩、肌束震颤、抽筋，并扩展至全身其他肌肉，进入病程后期，除眼球活动外，全身各运动神经元均受累，累及呼吸肌，出现呼吸困难、呼吸衰竭等。多数患者最终死于呼吸衰竭或其他并发症。因该病主要累及运动神经元，故病程中一般无感觉异常及大小便功能障碍。

认知功能受损是 ALS 的一个常见特征。额颞叶痴呆（frontotemporal dementia，FTD）是 ALS 患者常同时存在的疾病。据统计，约 5% 的 ALS 患者符合 FTD 的诊断标准，30%～50% 的 ALS 患者虽未达到 FTD 诊断标准，但也出现了执行功能减退的表现。对于出现认知或行为等高级皮质功能障碍，但未达到 FTD 诊断标准的 ALS 患者，若以行为改变为主要表现，称为"ALS 伴有行为障碍（ALS behavioral impairment，ALSBi）"，若以认知功能障碍为主要表现，则称为 "ALS 伴有认知功能障碍（ALS cognitive impairment，ALSci）"。FTD 患者的临床表现包括注意力减退、执行功能障碍、计划及解决问题能力减退、流利性或非流利性失语、人格改变、易激惹、智能减退等高级皮质功能障碍，但记忆力通常不受累或受累轻微。目前，尚不存在可靠的针对 ALS 认知损害的筛选试验。言语流畅性是一个敏感指标，同时还要筛查额叶执行功能等。

3. 临床检查

（1）脑脊液检查：基本正常。

（2）肌电图检查：可见自发电位（在 MND 的诊断中起重要作

用,能够将其从相关类似神经疾病中鉴别出来),神经传导速度正常。

(3)肌肉活检:可见神经源性肌萎缩。

(4)头、颈 MRI 可正常。

4. 鉴别诊断

(1)颈椎病:上肢或肩部疼痛,且呈节段性感觉障碍,无延髓麻痹表现,影像学检查及胸锁乳突肌肌电图不受累即可予以鉴别。

(2)脊髓空洞症:本病的特征是节段性、分离性痛温觉缺失。依据节段性分离性感觉障碍、颈脊髓 MRI 可见空洞即可予以鉴别。

(3)脊髓肿瘤和脑干肿瘤:不同程度的传导束型感觉障碍。腰椎穿刺示椎管阻塞,椎管造影、CT 或 MRI 显示椎管内占位性病变。

(4)重症肌无力:重症肌无力易影响延髓和肢体肌肉,但是重症肌无力有波动性的肌无力或骨骼肌易疲劳现象,一般不难鉴别。

(5)多灶性运动神经病:临床上极似运动神经元病,肌电图显示神经传导速度受影响,尤其是发现的多灶性点状髓鞘病变。另外,该病患者脑脊液中抗 GMI 抗体增高的阳性率更高。有时需长时间随访,才能做出鉴别。

七、青少年上肢远端肌萎缩

青少年上肢远端肌萎缩又称平山病,与运动神经元病等临床表现很相似,但病因、发病机制及预后可能完全不同,该病呈良性过程。

本病好发于青春期,男性多见。男、女发病比例约为 20 : 1。青少年上肢远端肌萎缩的典型表现为青春早期隐袭起病的手及前臂远端肌无力,随病变进展,逐渐出现相应肌群萎缩,常为单侧损害,部分表现为不对称双侧损害。多数患者有"寒冷麻痹",即暴露在寒冷环境中时肌无力症状加重;束颤于安静状态多不出现,在手指伸展时可发生;受累肢体腱反射正常或偶可低下,无疼痛、麻木等感觉障碍,也无锥体束征、括约肌功能障碍等。该病在起病后数年内缓慢进展，绝大多数患者在 5 年内病情可自然终止。多数学者认为该病系缺血性颈髓灰质病，神经放射学研究也发现颈部屈曲所致的颈硬脊膜囊和脊髓的动力改变。

1. 发病机制　颈髓动力变化可能是主要发病机制。

颈部屈曲可能与本病发病有关。颈部反复异常屈伸运动或长期维持屈颈的姿势，均可导致已前置易位的硬脊膜从后方推压颈段脊髓，从而加重血液循环障碍。

2. 影像学检查　颈部 X 线片可见正常生理前凸消失。颈部自然位的 MRI 示 T_1、T_2 加权像与正常脊髓的外形和信号强度无显著差异。屈颈位时的矢状位和轴位 MRI 像均显示 C_3 椎体水平以下的颈脊膜囊后壁前移，从 C_5 到 T_1 脊髓平面压迫颈髓。颈髓前后径减少30%。增强 MRI 显示增宽的后硬膜外腔为异常增宽的硬膜外静脉丛。

本病患者因椎体和脊膜生长的不平衡，过屈时脊膜不再松弛而张力增加，不能代偿后壁长度的增加，导致脊膜后壁前移，压迫低位颈髓，引起脊髓微循环异常。前角细胞对慢性缺血最敏感，可变性坏死，导致所支配肌肉的神经源性损害。对脊膜外信号进一步研究发现，后部椎管内静脉充血可能是此病一个直接和独有的特征，在造成前角细胞损害上可能起一定作用。

3. 辅助检查

（1）血常规及免疫学检查无明显异常。

（2）脑脊液检查正常。

（3）肌电图呈神经源性损害。

4. 治疗　本病的病程自限，预后良好。

（1）一般治疗：早期诊断，早期佩戴颈托治疗，能缩短病程，缓解临床症状。建议尽可能长时间佩戴颈托治疗。

（2）手术治疗：硬脊膜成形术＋脊髓松解术，能改善近期和远期效果。辅以局部按摩、物理治疗及适当运动训练，建议患者避免长时间过度屈颈，可能有利于防止病情发展。

（3）药物治疗：应用泛癸利酮及其他神经营养药治疗。

（4）饮食治疗：合理调配饮食结构。患者宜进食高蛋白、富含维生素和磷脂及微量元素的食物，积极配合药膳，如山药、薏苡仁、莲子、陈皮、太子参、百合等，以提供神经细胞和骨骼肌细胞重建所需的物质。少食辛辣食物，戒烟戒酒。

八、臂丛神经损伤

1. 病因

（1）牵拉伤：上肢被皮带卷入致伤。

（2）对撞伤：被快速行驶的汽车撞击肩部或肩部被飞石所击伤。

（3）切割伤或枪弹伤。

（4）挤压伤：锁骨骨折或肩锁部被挤压。

（5）产伤：分娩时胎位异常或产程中牵拉致伤。

2. 发病机制　引起臂丛神经损伤的最常见病因及病理机制是牵拉性损伤。大多数的成人臂丛神经损伤（约80%）继发于摩托车或汽车车祸。如摩托车与汽车相撞、摩托车撞击路边障碍物或大树，驾驶员受伤倒地，头肩部撞击障碍物或地面，使驾驶员头肩部呈分离趋势，臂丛神经受到牵拉而过度性损伤，轻者神经振荡、暂时性功能障碍，重者神经轴突断裂、神经根与神经干断裂，严重者可引起神经根自脊髓发出处断裂，似"拔萝卜"样撕脱，上肢完全丧失功能。工人工作时不慎将上肢卷入机器、皮带或运输带后，由于人体本能反射而向外牵拉可造成臂丛下干损伤，向上卷入造成神经干损伤，水平方向卷入则造成全臂丛神经损伤。矿山塌方或高处重物坠落、压砸于肩部，高速运动时肩部受撞击等也可损伤臂丛神经。新生儿臂丛神经损伤则见于母亲难产时，婴儿体重一般超过4kg，头先露、使用胎头吸引器或产钳致婴儿头与肩部分离，过度牵拉而损伤臂丛神经，多为不完全损伤。

臂丛神经损伤也见于肩颈部枪弹、弹片炸伤等火器性贯通伤或盲管伤、刀刺伤、玻璃切割伤、药物性损伤及手术误伤等。此类损伤多较局限，但损伤程度较严重，多为神经根与神经干断裂，可伴有锁骨下动静脉、腋动静脉等损伤。锁骨骨折、肩关节前脱位、颈肋、前斜角肌综合征、原发性肿瘤或转移至臂丛神经附近的肿瘤也可压迫损伤臂丛神经。

3. 分类　一般分为上臂丛神经损伤（Erb 损伤）、下臂丛神经损伤（Klumpke 损伤）和全臂丛神经损伤。1985 年，Leffert 按臂丛神经损伤的机制与损伤部位分类如下。

（1）开放性臂丛神经损伤。

（2）闭合（牵拉）性臂丛神经损伤：①锁骨上臂丛神经损伤，包括神经节以上臂丛神经损伤（节前损伤）和神经节以下臂丛神经损伤（节后损伤）；②锁骨下臂丛神经损伤。

（3）放射性臂丛神经损伤。

（4）分娩性臂丛神经损伤，又称产瘫。

4. 诊断　臂丛神经损伤的诊断，包括临床神经、电生理学神经和影像学诊断，对于须行手术探查的臂丛神经损伤，还要做出术中诊断。根据不同神经支损伤特有的症状、体征，结合外伤史、解剖关系和特殊检查，可以判明受伤的神经及其损伤平面、损伤程度。臂丛神经损伤诊断步骤如下。

（1）判断有无臂丛神经损伤：有下列情况出现时，应考虑臂丛神经损伤的存在。①上肢 5 个神经（腋神经、肌皮神经、正中神经、桡神经、尺神经）中任何 2 个神经联合损伤（非同一平面的切割伤）；②手部 3 个神经（正中神经、桡神经、尺神经）中任何 1个神经合并肩关节或肘关节功能障碍（被动活动正常）；③手部 3个神经（正中神经、桡神经、尺神经）中任何 1 个神经合并前臂内侧皮神经损伤（非切割伤）。

（2）确定臂丛神经损伤部位：临床上以胸大肌锁骨部代表 C_5、C_6 神经，背阔肌代表 C_7 神经，胸大肌胸肋部代表 C_8 神经、T_1 神经，上述肌肉萎缩说明损伤在锁骨上，即神经根与神经干损伤。上述肌肉功能存在说明损伤在锁骨下，即束支部损伤。这是鉴别损伤在锁骨上下的重要根据。

（3）定位诊断

1）臂丛神经根损伤

A. 上臂丛（$C_5 \sim C_7$）神经根损伤：腋神经、肌皮神经、肩胛上神经及肩胛背神经麻痹，桡神经、正中神经部分麻痹。肩关节不能外展与上举，肘关节不能屈曲，腕关节虽能屈伸但肌力减弱，前臂旋转亦有障碍，手指活动尚属正常，上肢伸面感觉大部分缺失。三角肌、冈上肌、冈下肌、肩胛提肌、大菱形肌、小菱形肌、桡侧腕屈肌、旋前圆肌、肱桡肌、旋后肌等出现瘫痪或部分瘫痪。

B. 下臂丛（C_8、T_1）神经根损伤：尺神经麻痹，臂内侧皮神经、前臂内侧皮神经受损，正中神经、桡神经部分麻痹。手的功能丧失或发生严重障碍，肩关节、肘关节、腕关节活动度尚好，患侧常出现 Horner 征。手内肌全部萎缩，骨间肌尤其明显，手指不能屈伸或有严重障碍，拇指不能掌侧外展，前臂及手部尺侧皮肤感觉缺失。尺侧腕屈肌、指深屈肌、指浅屈肌、大鱼际肌、小鱼际肌、全部蚓状肌与骨间肌出现瘫痪。而肱三头肌、前臂伸肌群部分瘫痪。

C. 全臂丛神经根损伤：早期整个上肢呈弛缓性麻痹，各关节不能主动运动，但被动运动正常。由于斜方肌受副神经支配，耸肩运动可存在。上肢感觉除臂内侧因肋间臂神经来自第2肋间神经尚存在外，其余全部丧失。上肢腱反射全部消失，温度略低，肢体远端肿胀。Horner 征阳性。晚期上肢肌肉显著萎缩，各关节常因关节囊挛缩而致被动活动受限，尤以肩关节与指关节严重。

2）臂丛神经干损伤

A. 上臂丛神经干损伤：其临床症状与体征和上臂丛神经根损伤

相似。

B. 中臂丛神经干损伤：独立损伤极少见，但可见于健侧 C_7 神经根移位修复术切断 C_7 神经根或中臂丛神经干时。仅有示指、中指指腹麻木，伸肌群肌力减弱等，可在 2 周后逐渐恢复。

C. 下臂丛神经干损伤：其临床症状与体征和下臂丛神经根损伤类同。

3）臂丛神经束损伤

A. 外侧束损伤：肌皮神经、正中神经外侧根与胸前外侧神经麻痹。肘关节不能屈曲或虽能屈曲（肱桡肌代偿），但肱二头肌麻痹；前臂能旋前，但旋前圆肌麻痹；腕关节能屈曲但桡侧腕屈肌麻痹；上肢的其他关节活动尚属正常。前臂桡侧缘感觉缺失。肱二头肌、桡侧腕屈肌、旋前圆肌与胸大肌锁骨部瘫痪，肩关节与手部诸关节的运动尚属正常。

B. 内侧束损伤：尺神经、正中神经内侧根与胸前内侧神经麻痹。手内部肌与前臂屈指肌全部瘫痪，手指不能屈伸（掌指关节能伸直），拇指不能掌侧外展，不能对掌、对指，手无功能。前臂内侧及手部尺侧感觉消失。手呈扁平手和爪形手畸形。肩关节、肘关节功能正常。内侧束损伤和 C_8、T_1 神经根损伤表现类似，但后者常有胸大肌（胸肋部）、肱三头肌、前臂伸肌群部分麻痹，前者则无此现象。

C. 后束损伤：肩胛下神经支配的肩胛下肌、大圆肌，胸背神经支配的背阔肌，腋神经支配的三角肌、小圆肌，桡神经支配的上臂和前臂伸肌群瘫痪。肩关节不能外展，上臂不能旋内，肘关节与腕关节不能背伸，掌指关节不能伸直，拇指不能伸直和桡侧外展，肩外侧、前臂背面和手背桡侧半的感觉障碍或丧失。

5. 辅助检查

（1）神经电生理检查：肌电图（electromyogram，EMG）及神经传导速度（nerve conduction velocity，NCV）对有无神经损伤及损伤的程度有重要参考价值，一般在伤后 3 周进行检查。感觉神经动作电位（sensory nerve action potential，SNAP）和躯体感觉诱发电位（somatosensory evoked potential，SEP）有助于节前、节后损伤的鉴别。节前损伤时 SNAP 正常（其原因在于后根感觉神经细胞胞体位于脊髓外部，而损伤恰好发生在其近侧即节前，感觉神经无瓦勒变性，可诱发 SNAP），SEP 消失；节后损伤时，SNAP 和 SEP 均消失。

（2）影像学检查：臂丛神经根性撕脱伤时，CTM（计算机断层扫描脊髓造影）可显示造影剂外渗到周围组织间隙中，硬脊膜囊撕裂、脊膜膨出、脊髓移位等。一般来说，大多数的脊膜膨出意味着神经根撕裂，或者虽然神经根有部分连续性存在，但内部损伤已很严重，并已延续到很近的平面，常提示有足够大的力量造成蛛网膜撕裂。同样，MRI 除能显示神经根撕裂以外，还能同时显示合并存在的脊膜膨出、脑脊液外漏、脊髓出血、水肿等，血肿在 T_1WI 和 T_2WI 上均为高信号，脑脊液及水肿在 T_2WI 上呈高信号，而在 T_1WI 呈低信号。MRI 水成像技术对显示蛛网膜下腔及脑脊液外漏更为清楚，此时水（脑脊液）呈高信号，而其他组织结构均为低信号。

6. 预防　臂丛神经损伤平时的预防方案：①运动、骑车等注意安全，避免发生意外而引起的外伤性臂丛神经损伤；②避免新生儿臂丛神经损伤，应正确处理肩难产，正确估计胎儿体重，严密观察产程；③避免手术引起的臂丛神经损伤，除一般术前常规检查外，尚应进行 X 线检查以了解膈肌活动及抬高情况、肺功能测定及斜方肌功能状态测定等。

7. 治疗

（1）一般治疗：对常见的牵拉性臂丛神经损伤，早期以非手术治疗为主，即应用神经营养药物（如 B 族维生素等），损伤部位进行物理治疗，如电刺激疗法、红外线、磁疗等，患肢进行功能锻炼，防治关节囊挛缩，并可配合针灸、按摩、推拿，有利于神经振荡的消除、神经粘连的松解及关节松弛。观察时间一般在 3 个月左右。

（2）手术治疗

1）手术指征：①臂丛神经开放性损伤、切割伤、枪弹伤、手术伤及药物性损伤，应早期探查，手术修复。②臂丛神经对撞伤、牵拉伤、压砸伤，如缺位节前损伤者应及早手术，对闭合性节后损伤者，可先经非手术治疗3个月。在下述情况下可考虑手术探查：经非手术治疗后功能无明显恢复者；呈跳跃式功能恢复者如肩关节功能未恢复，而肘关节功能先恢复者；在功能恢复过程中，中断3个月无任何进展者。③产伤者，出生后6个月无明显功能恢复者或功能仅部分恢复者，即可进行手术探查。

2）手术方法：臂丛神经探查术，包括锁骨上臂丛神经探查术、锁骨下臂丛神经探查术和锁骨部臂丛神经探查术。

根据手术中发现，处理原则如下：①神经松解术；②神经移植术；③神经移位术。

参考文献

韦峰，刘忠军，刘晓光，等，2009. 椎动脉 CT 血管造影在颈椎肿瘤患者中的应用及临床意义 [J]. 中国脊柱脊髓杂志，19（7）：487-491.

韦峰，刘忠军，刘晓光，等，2014. 上颈椎原发肿瘤全脊椎切除术的术中及术后并发症 [J]. 中国脊柱脊髓杂志，24(3): 227-233.

张西峰，肖嵩华，刘郑生，等，2012. 局部化疗治疗颈椎结核的临床研究 [J]. 脊柱外科杂志，10(1): 29-31.

周华，刘晓光，姜亮，等，2016. 全脊椎切除手术治疗枢椎脊索瘤近 20 年手术方式演变 [J]. 中华骨科杂志，36(16): 1016-1024.

BORIANI S, BIAGINI R, DE IURE F, et al, 1995. Primary bone tumors of the spine: a survey of the evaluation and treatment at the Istituto Ortopedico Rizzoli [J]. Orthopedics, 18(10): 993-1000.

BROWN M A, 2009. Progress in spondylarthritis. Progress in studies of the genetics of ankylosing spondylitis [J]. Arthrit Res Ther, 11(5): 254.

BURKUS J K, 1988. Esophageal obstruction secondary to diffuse idiopathic skeletal hyperostosis [J]. Orthopedics, 11 (5): 717-720.

CHO W, CHANG U K, 2012. Neurological and survival outcomes after surgical management of subaxial cervical spine metastases[J]. Spine, 37(16): E969-E977.

DANG L, LIU X, DANG G, et al, 2015. Primary tumors of the spine: a review of clinical features in 438 patients [J]. J Neurooncol, 121(3): 513-520.

DEMUYNCK K, VAN CALENBERGH F, GOFFIN J, et al, 1995. Upper airway obstruction caused by a cervical osteophyte [J]. Chest, 108(1): 283- 284.

DREGHORN C R, NEWMAN R J, HARDY G J, et al, 1990. Primary tumors of the axial skeleton. Experience of the Leeds Regional Bone Tumor Registry[J]. Spine, 15(2): 137-140.

FELDTKELLER E, VOSSE D, GEUSENS P, et al, 2006. Prevalence and annual incidence of vertebral fractures in patients with ankylosing spondylitis [J]. Rheumatol Int, 26(3): 234-239.

FORESTIER J, LAGIER R, 1971. Ankylosing hyperostosis of the spine [J]. Clin Orthop Rel Res, 74(2): 65.

HARGROVE M D, 1966. Dysphagia associated with inflammatory reaction within the esophagus at the level of a vertebral spur [J]. Gastrointest Endoscopy, 13(1): 28- 29.

KOTIL K, DALBAYRAK S, ALAN S, 2004. Craniovertebral junction Pott's disease [J]. Br J Neurosurg, 18(1): 49-55.

LEE B H, PARK J O, KIM H S, et al, 2014. Perioperative complication and surgical outcome in patients with spine metastases: retrospective 200-case series in a single institute [J]. Clin Neurol Neurosurg, 122: 80-86.

ONO K, YONENOBU K, MIYAMOTO S, et al, 1999. Pathology of ossification of the posterior longitudinal ligament and ligamentum fl avum[J]. Clin Orthop, 359: 18-26.

OZGOCMEN S, KIRIS A, KOCAKOC E, et al, 2002. Osteophyte- induced dysphagia:report of three cases [J]. Joint Bone Spine, 69 (2): 226- 229.

PAPAKOSTAS K, THAKAR A, NANDAPALAN V, et al, 1999. An unusual case of stridor due to osteophytes of the cervical spine (Forestier's disease) [J]. J Laryngol Otol, 113(1): 65-67.

RESNICK D, SHAPIRO R F, WIESNER K B, et al, 1978. Diffuse idiopathic skeletal hyperostosis (DISH) [J]. Semin Arthritis Rheum, 7(5): 153-187.

TAKAHASHI M, YAMASHITA Y SAKAMOTO Y, et al, 1989. Chironic cervical cordcompression: clinical significance of increased signal intensity on MR images [J]. Radiology, 173(1) : 219-222.

VANEK P, BRADAC O, TREBICKY F, et al, 2015. Influence of the preoperative neurological status on survival after the surgical treatment of symptomatic spinal metastases with spinal cord compression[J]. Spine, 40(23): 1824-1830.

WEINSTEIN J N, 1989. Surgical approach to spine tumors[J]. Orthopedics, 12(6): 897-905.

YANG W, JIANG L, LIU X, et al, 2018. Effectiveness and safety of cervical spine tumor surgery: a report of 110 cases and literature review [J]. Eur Spine J, 27(4): 882-890.

YUKAWA Y, KATO F, YOSHIHARA H, et al, 2007. MR T_2 image classifi cation in cervical compression myelopathy: predictor of surgical outcomes [J]. Spine, 32(15): 1675-1679.

第 5 章

围手术期准备

一、下颈椎功能评分

下颈椎指的是 $C_3 \sim C_7$ 椎体，又被称为低位颈椎。下颈椎因其独特的解剖特点，节段多，活动范围大，稳定性相对差，缺少保护机制，遭受暴力后容易导致骨折或脱位，多伴有不同程度的脊髓损伤，临床上处理较为棘手，预后差，致死率和致残率高。因此，快速准确的诊断、早期有效的治疗是挽救患者生命、降低致死率和致残率、促进脊髓神经功能最大恢复的关键。传统的颅骨牵引无法满足有效解剖复位的要求，促进患者神经功能恢复的程度有限，并发症多，治疗时间长，稳定性差，疗效欠佳。外科手术治疗能早期解除脊髓、神经的压迫，使骨折脱位节段复位，颈椎序列恢复正常，消除颈椎不稳定成为下颈椎损伤的主要治疗手段。

一个全面、客观的分型能够让临床医师对下颈椎损伤做出迅速、准确的评估，早期制订出恰当有效的治疗方案，促进脊髓、神经功能最大程度的恢复，提高患者的生存率和生活质量，并最大程度避免或减少手术失败的风险。但临床上缺乏一个能被广泛接受的分类系统，无法完全满足临床工作的需要，尚无法建立一个统一规范的治疗标准。下颈椎损伤分型很多，较早的 Holdsworth 分型、Allen-Ferguson 分型、Harris 分型、AO 分型、Moore 分型等分型以患者的病史和影像学检查来推断受伤机制及类型，力争为临床治疗提供指导，但忽略了对椎间盘韧带复合体及神经功能状态的评价，难以全面客观地反映患者具体损伤情况，且部分分型复杂，临床应用较困难，临床实用价值欠佳。近年来，新的下颈椎损伤分型系统将神经功能状态、椎间盘韧带复合体等损伤信息考虑在分型之内，考虑更为全面。2007 年，Vaccaro 等提出的下颈椎损伤分类（sub-axial injury classification，SLIC）评分系统（具体细则见表 5-1）以下颈椎损伤形态为基础，结合椎间盘韧带复合体（DLC）、神经损伤情况，根据损伤严重程度评分来指导临床治疗。SLIC 分型是第一个将神经损伤状态和 DLC 引入下颈椎损伤分类系统，强调了 DLC 的作用，能够对下颈椎损伤程度做出一个直接且客观的评估，容易记忆及量化，便于使用，具有良好的可信度及可重复性，得到广泛认可。SLIC 分类评分系统根据分值总和决定手术与否，虽然帮助解决了是否手术的问题，但无法指导具体手术入路的选择，且对损伤形态学的描述细化不足。2015 年，以 Vaccaro 为首的 AOSpine 小组提出了以新的损伤形态分类为基础的 AOSpine 下颈椎损伤分型（具体细则见表 5-2），该分型包括 4 个部分：①椎体损伤形态；②小关节损伤状态；③神经功能状态；④患者特殊情况。近来的研究同样也报道证明了该分型具有良好的可靠性，该分型方法对于损伤形态学的分类有更为细致、合理的划分，细化了 SLIC 欠缺的损伤形态的分类，单独评估小关节损伤，突出了关节突关节损伤的分类，强调了关节突关节及其周围韧带的完整性在维持颈椎稳定中的作用，同时重视患者的特殊情况（如合并严重颈椎间盘突出、僵硬 / 代谢性骨病等）等对手术入路选择的影响。此外，常用的评估表又根据美国脊髓损伤学会 ASIA 分级，对患者术前及末次随访行 ASIA 分级，评估脊髓、损伤神经功能改善情况，详见表 5-3。根据日本骨科学会 JOA 评分，对患者术前及末次随访的神经功能状态评分，并根据 JOA 评分计算脊髓功能改善率，脊髓功能改善率 =（术后 JOA 评分 – 术前 JOA 评分）/（17– 术前 JOA 评分）× 100%，详见表 5-4。

表 5-1　**下颈椎损伤分类（SLIC）评分**

评分依据		分值
椎体损伤形态	无异常	0
	压缩骨折	1
	爆裂骨折	2
	牵张型（如关节突对顶、过伸伤）	3
	旋转/平移型（关节突脱位、不稳定的泪滴样骨折等）	4
椎间盘韧带复合体	无损伤	0
	可疑损伤（单纯棘突间隙增大或 MRI 信号改变）	1
	损伤（如椎间隙增宽、关节突跳跃脱位）	2
神经功能状态	正常	0
	神经根损伤	1
	脊髓完全性损伤	2
	脊髓不完全性损伤	3
	持续性神经压迫（影像学）	+1

　　总分为 3 项评分之和。总分≤ 3 分：建议非手术治疗；总分≥ 5 分，建议手术治疗；总分 =4，根据患者具体情况采取非手术治疗或手术治疗。

表 5-2　**下颈椎损伤的 AOSpine 分型**

分级定义	椎体形态
椎体损伤形态	
A	压缩损伤
A0	无或轻微损伤
A1	压缩累及一侧终板
A2	椎体劈裂
A3	爆裂骨折累及一侧终板
A4	爆裂骨折累及上、下终板

续表

分级定义	椎体形态
B	牵张损伤
B1	后方骨损伤
B2	后方骨 - 关节囊 - 韧带损伤
B3	前张力带损伤
C	平移损伤
小关节损伤状态	
F1	无移位，＜ 1cm，＜ 40%
F2	＞ 1cm，＞ 40% 或移位
F3	侧块漂浮
F4	半脱位或交锁
神经功能状态（N）	
N0	神经无损伤
N1	短暂性神经损伤（伤后 24h 内恢复）
N2	神经根损伤
N3	不完全脊髓损伤
N4	完全脊髓损伤
NX	神经损伤待定
患者特殊情况（M）	
M1	后方关节囊韧带复合体不完全损伤
M2	严重颈椎间盘突出
M3	僵硬代谢性骨病（DISH、AS、OPLL、OLF）
M4	椎动脉损伤

表 5-3　**脊髓损伤的 ASIA 神经功能分级**

A 级：完全性损害，骶区无任何感觉和运动功能保留

B 级：不完全性损害，在神经平面以下包括骶段（S_4、S_5) 存在感觉功能，但无运动功能

C 级：不完全性损害，在神经平面以下存在运动功能，50% 以上的关键肌的肌力小于 3 级

D 级：不完全性损害，在神经平面以下存在运动功能，并且 50% 以上的关键肌的肌力 ≥ 3 级

E 级：感觉和运动功能正常

表 5-4　**脊髓功能状态 JOA 评分**

上肢运动功能 (4 分)	0 分：自己不能持筷或用勺进餐
	1 分：能持勺，但不能持筷
	2 分：手虽不灵活，但能持筷
	3 分：能持筷及一般家务劳动，但手笨拙
	4 分：正常
下肢运动功能 (4 分)	0 分：不能行走
	1 分：即使在平地上行走也需用支撑物
	2 分：在平地上行走可不用支撑物，但上楼时需用支撑物
	3 分：在平地上或上楼行走时不用支撑物，但下肢不灵活
	4 分：正常
上肢、下肢、躯干感觉 (各 2 分，共 6 分)	0 分：有明显感觉障碍
	1 分：有轻度感觉障碍或麻木
	2 分：正常

续表

膀胱功能 (3 分)	0 分：尿潴留
	1 分：高度排尿困难，尿费力，尿失禁或淋漓
	2 分：轻度排尿困难，尿频，尿踌躇
	3 分：正常

二、颈椎手术的目的是什么

颈椎手术的目的：彻底减压、牢固固定、充分融合。

三、手术过程中脊髓监测有哪些意义

神经系统并发症是颈椎前路手术的严重并发症之一，可能导致患者术后不可逆的运动、感觉及括约肌功能障碍。如何有效降低术中神经系统并发症的发生是决定手术成败的关键。随着术中神经电生理监测技术的发展，综合运用躯体感觉诱发电位、运动诱发电位（motor evoked potential，MEP）和肌电图的多模式术中监测（multimodal intraoperative monitoring，MIOM）陆续应用于临床，并日益受到脊柱外科医师的关注。SEP 联合应用术中 MEP，对脊髓腹侧运动传导通路同时进行监测，以更全面地反映术中脊髓功能和状态。SEP 或 MEP 均只能报告脊髓、神经损伤后一段时间被记录下来的平均值，这种"事后性"是诱发电位监测的最大缺陷。对于术者而言，更有意义的是像 EMG 那样实时地直接证实脊髓功能的监测。虽然 EMG 对神经根功能的监测较为灵敏，但对脊髓功能的监测不及 SEP 和 MEP。在此理念，综合应用多种监测手段（SEP、MEP、EMG）的 MIOM 应用于脊柱手术。术中 MIOM 的应用使脊髓和神经根的功能处于持续监测状态，术中的显露牵拉、椎管减压、神经根松解等操作更加"精准"，从而使手术的疗效和安全性得以显著提高。MIOM 将预警分为"严重预警"和"次要预警"，一旦出现"严重预警"，特别是在手术减压、植骨块或钛笼置入等"危险环节"时，应立即提示术者暂停手术操作，分析体温、血压、麻醉状态和手术操作等因素，杜绝遗漏任何早期神经损伤的电生理"线索"。只有监测发现早期的神经损伤，及时干预和补救才有可能避免"灾难性"并发症的发生。

四、术中脊髓和神经根连续性神经生理监测有什么意义

对脊髓和神经根进行连续性神经生理监测，已成为脊柱手术中用以防止永久性神经学并发症发生的标准监测方式，当神经缺血或继发有压迫 / 牵拉时便会出现神经损害。为使监测行之有效，必须有一个有丰富经验的团队来实施监控。技术人员、麻醉医师和外科医师的交流与协作在此异常重要，只有如此才能对患者实施有效的脊髓监控。同时，必须考虑麻醉稳定性和深度、血流动力学改变、血容量及体温等重要因素。

SEP 是最常用的技术，可了解脊髓后柱的完整性。MEP 如今应用也愈加广泛，可检测脊髓的快速运动传导通路。

监测技术可分为两类：①远端刺激、近端记录。在远端刺激外周神经，可选择上肢的尺神经或正中神经，或下肢的胫后神经。在近端脊髓水平、皮质下（C_2）和皮质水平予以记录。②近端刺激、远端记录。可用电流或磁场装置在近端刺激大脑，在脊髓、神经根、外周神经或肌肉水平予以记录。

躯体感觉可以影响波幅和（或）记录的潜伏期。如果一位血流动力学稳定且体温正常患者的躯体感觉诱发电位波幅减少 50% 和（或）潜伏期增加 10% 或 2ms，提示应采取干预措施来纠正。

血压保持稳定对减少假阳性记录很重要。平均动脉压＜

60mmHg 或低血容量均可导致躯体感觉诱发电位的明显改变。术中将平均动脉压控制在 60mmHg 可有效减少出血量，若平均动脉压＜ 60mmHg 则躯体感觉诱发电位会出现较高假阳性率。因此，必须良好控制影响因素以期获得充分准确的记录结果。体温降低也可影响躯体感觉诱发电位的波形。如果术中肢体、大脑或脊髓出现温度降低，即使传导通路没有发生实质性损害，躯体感觉诱发电位的潜伏期也会延长。因此，严格保持血压、温度、麻醉深度、血液 CO_2 水平及血容量是麻醉团队的主要任务，只有如此才能提高脊柱手术中神经生理学的监测水平。来源于手术台或其他电子设备的 60Hz 电线干扰也可极大地影响 SEP 的记录结果。

五、唤醒试验

进行唤醒试验时要求停止使用麻醉药，因为此时需要评价患者的脊髓和神经根的功能。通常可以通过要求患者移动足来判断 $L_1 \sim S_1$ 的脊髓运动功能。当术中可获得 SEP 和 MEP 可靠资料时，许多脊柱外科医师常省略唤醒试验。

实施安全可靠的唤醒试验需要的暗示与技巧如下。①术前应与患者商讨麻醉相关问题，应让患者明确知道术后回忆或术中疼痛的机会极小。②除了基本的监测指标，还需要应用脑电双频指数。③强烈建议应用瑞芬太尼加异丙酚，或瑞芬太尼加七氟烷或地氟烷的技术。④外科医师在实施该试验前 20min 左右应告知麻醉医师。⑤唤醒试验（T–0）前 10min（T–10）患者应具备以下条件：a. 肌肉监测过程中，连续 4 次刺激应有 4 次抽搐；b. 口咽与膀胱温度＞ 36.5℃；c. 平均动脉压稳定在术前的 ±20% 范围以内；d. 终末潮气量 CO_2 分压稳定在 30 ～ 35mmHg。实验前 10min（T–10），芬太尼给药量应减至 0.125μg/（kg·min）［老年人及基础疾病患者应减至 0.062 5μg/（kg·min）］。实验前 5min（T–5），麻醉医师应再次告知外科医师只有 5min 的准备时间，用于试验完成后重新诱导麻醉的麻醉药（异丙酚等）已经与注射器连接好。试验前 5min（T−5），对外科医师告知完毕后应立即停止给予麻醉气或异丙酚，同时停止给氧以便患者快速转换到唤醒状态。麻醉医师此时还应告知手术室中所有人员唤醒试验正在进行，请保持安静。很快可见脑电双频指数开始上升。当脑电双频指数＞ 70 后所有外科操作应完全终止。此时外科医师可把手放于患者足边，准备在适当时候检查足的活动状态。当脑电双频指数＞ 85（T−0），麻醉医师应抓住患者的手，在患者耳边大声说话，嘱咐患者紧握麻醉医师的手。一旦患者按照要求去做，即不断重复要求患者移动自己的足。一旦达到预期效果，即可注入小剂量静脉麻醉药。如果足没有活动，无论情况如何，均应考虑有脊髓运动传导通路损伤的可能。

　　唤醒试验的局限性：唤醒试验是间歇性而非持续性的，它不适用于精神病患者。患者唤醒时会有拔管、静脉血栓形成、角膜擦伤或器械脱出等风险。虽然风险极小，但仍有存在的可能。由于唤醒试验的局限性，一般用于神经生理试验阳性但原因未明时，如果无法进行神经生理试验时也可实施唤醒试验。Ben−David 报道过正常唤醒试验中曾出现脊髓后柱损伤的情况（术中记录有 SEP 的异常）。

六、为什么有的颈椎病患者要做前路 + 后路手术

　　遗传因素、医源性因素、退变性病变、创伤、肿瘤与感染性因素均可引起颈椎后凸畸形。颈椎后凸畸形的治疗较为棘手，尤其是重度（Cobb 角 ≥ 40°）颈椎后凸畸形的手术方法的选择仍属难题。颈椎后凸畸形对脊髓的压迫主要来自前方，手术入路多采用单纯前路和后前路联合，对于严重僵硬型后凸畸形患者，分期前后路手术及手术间期持续牵引是较佳的选择。Mummaneni 等通过前、

后路联合入路手术治疗 30 例颈椎后凸畸形患者，矫形效果满意，但并发症发生率接近 50%。北京大学第三医院孙宇教授对于 Cobb 角＞ 90°的严重颈椎后凸、颈椎后凸部位前后方结构均有明显骨性融合的患者，通过前、后路联合入路行松解及内固定手术矫形，术后即刻畸形矫正率为 65%，末次随访（平均 24.8 个月）矫正率为 50.2%，矫形有效。

需要注意的是，手术治疗的主要目的是神经结构获得减压，重建颈椎的平衡，而不能过于追求矫正的度数或矫正率，否则将因过多的操作刺激及大幅度矫形增加神经损害的发生率。单纯前路手术矫形角度丢失情况：Steinmetz 等通过单纯前路矫形内固定手术治疗 10 例颈椎后凸患者，Cobb 角由术前的平均 13°矫正至术后 −6°，平均随访 9 个月时矫形丢失率为 19%；Nottmeier 报道 41 例颈椎后凸患者，经前、后路联合入路手术治疗，Cobb 角由术前的平均 18°矫正至术后 −4°，平均随访 19 个月未发现矫形角度丢失。矫形角度丢失主要发生于术后 3 ～ 6 个月，此时植骨未完全融合，患者早期起床负重或支具保护时间不足，容易出现内固定嵌入椎体致前柱高度丢失。因此，手术过程中充分松解，处理好植骨床，良好的植骨及牢靠的内固定，是提高融合及减少矫形角度丢失的主要措施。当植骨满意融合后，手术节段的颈椎曲度将基本稳定，不再出现明显的角度丢失。为减少手术创伤及围手术期并发症，对 Cobb 角 40°～ 90°、无明显后方骨性融合的颈椎后凸患者，首选单纯前路手术矫形；对于 Cobb 角＞ 90°的严重颈椎后凸畸形、前后方结构均有明显骨性融合的患者，适宜前、后路联合入路手术矫形。

七、特殊的颈椎麻醉后拔管时机

1. **拔管时机的掌握**　首先应熟悉手术方式、麻醉方式，是否为困难插管及术后清醒气管拔管的指征。在患者苏醒过程中，往往由于肌肉松弛药的作用时间未过，患者咳嗽、吞咽反射及肌张力尚未恢复，但此时其意识已逐渐恢复。为了减少患者的痛苦，提高患者的耐受性和舒适性，常通过镇静的方式（使用一定量的镇静药物），待患者各项反射恢复后再进行拔管。颈椎手术术后不宜过早拔管，患者神志必须完全清醒，呼吸道通畅；肌力恢复，即握手有力；自主呼吸良好，停止吸氧 10min，血氧饱和度 ＞ 93%，手术部位无活动性出血者方可拔管。对高度怀疑拔管后可能出现上呼吸道梗阻者，不可盲目拔管。

2. 拔管时注意事项　拔管前充分吸氧至 SpO_2 100% 以达到足够的氧储备，并给予地塞米松 10mg 静脉注射，以消除咽喉部组织黏膜水肿。拔管前必须充分吸痰，吸痰时动作要轻柔。每次吸痰时间不超过 15s，气管内吸引时间一般不超过 10s，否则可致低氧。可用间歇吸引，轮流吸氧的方式进行。

3. 拔管时的心理护理　拔管时因为患者刚刚苏醒，由于麻醉药物的作用，患者仍处于一种蒙眬状态，此时应注意说话的语调。用高声和亲切的语气，以刺激患者的听觉。同时，颈椎手术危险性较大，患者思想负担重，患者苏醒后，即告知手术情况。在监护的过程中，准确理解患者的各种生理、心理需求，注意保持环境安静、舒适。

4. 拔管后的护理　拔管后用面罩吸氧（氧流量 4 ～ 6 L/min）至 SpO_2 96%，密切观察呼吸道是否通畅，嘱患者轻咳出分泌物，防止误吸。该类患者拔管后至少观察 30min。

5. 并发症的观察与护理

（1）拔管后呼吸抑制：如不及时处理，可能危及生命。对于颈椎手术患者早期呼吸抑制可能与患者未完全苏醒或喉痉挛有关，不可急于拔管。如拔管一段时间后再出现呼吸抑制应考虑外科因素，通常为颈部血肿所致，应密切观察颈部肿胀、渗血情况。如切口局部隆起，张力增大，患者主诉胸闷、呼吸困难，此时需及时行二次气管插管或气管切开辅助通气，以免危及生命。同时立即通知手术医师进手术室引流。

（2）恶心呕吐：是全身麻醉术后最为常见的并发症。麻醉医师术前常规给予 5- 羟色胺受体拮抗剂预防性镇吐。恢复期加强呼吸道的管理，患者清醒后尽量减少吸痰，避免反复吸引刺激。呕吐时及时清理口腔内异物，防止误吸，保持呼吸道通畅。平车运送患者途中避免速度过快，搬运时动作应轻柔。

（3）躁动：所有进入 PACU 患者床旁均加护栏，对于意识欠清醒伴躁动的患者加强安全防护，防止坠床、管道脱落等意外发生。

（4）苏醒延迟：可能与其年龄、体质、手术时间长、麻醉过深或术中低血压、低体温、酸中毒有关。

（5）颈脊髓或神经根损伤：术后出现脊髓或神经根损伤或刺激表现。麻醉清醒后，应注意观察患者四肢感觉、运动及肌力情况并与术前比较，如四肢感觉、运动功能有所减退，多为术后脊髓水肿所致。应立即报告手术医师处理，以免脊髓受压时间过久引起不可逆损害。

八、术前要做哪些功能锻炼

随着各类颈椎病、颈椎外伤患者的增多以及临床治疗经验的不断丰富，颈椎手术也日益成熟。由于颈部解剖位置特殊，涉及诸多重要结构，手术难度大，加上麻醉风险，颈椎手术患者围手术期护理较为棘手。研究显示，术前做好充分的体位训练及呼吸道准备等，有利于手术顺利开展，同时能够促进术后康复。术前适应性功能训练是针对患者可能出现的并发症采取预见性护理干预，即提前进行机体活动，可有效减少并发症的发生，使患者术后达到预期疗效。术前适应性功能训练，由护理人员进行口头讲解并示范动作，包括：①体位训练。颈椎前路手术体位为轻度过伸仰卧位，因手术时间较长，需加强术前训练，提高手术适应能力。训练前告知患者体位训练的目的及重要性。术前 3 天，指导患者取仰卧位，肩下垫 5～8cm 软枕，头后仰，颈部略过伸，每天 2 次，由每次 10～30min 逐渐增至 2～3h。②气管推移训练。术中因牵拉气管显露视野，易损伤气管，术前应进行气管推移训练。术前 3～5 天，患者取仰卧位，肩下垫软枕，训练者位于患者右侧，拇指指端顺气管侧旁将气管持续性向非手术侧推移，尽量将气管超过中线，并避免牵引过程中断，每次 15～20min，每天 3 次，推移力度由轻到重，体胖颈短者适当延长推移时间。③呼吸道训练。术前 3 天进行床上深呼吸、有效咳嗽训练。深呼吸训练时，身体放松，吸气时经鼻吸入气体，屏住 2s，呼气时缓慢从口呼出。有效咳嗽训练，深吸气后练习小声咳嗽，将痰液咳至支气管口后用力咳出。每次 10～15min，每天 3 次。

针对颈椎手术患者的心理、生理状况，采取术前适应性功能训练，对可能出现的并发症进行提前预防护理，使患者可以最大程度地配合医护操作，使各项护理措施处于主动地位，将损伤降至最低。多数患者因惧怕痛苦不愿意进行训练，护理人员口头讲解并主动示范训练方法，给予鼓励、安抚等有效心理帮助，有利于患者积极配合适应性功能训练。常规护理不进行术前体位训练指导，导致患者对手术体位不适应，难以坚持术中体位，出现呼吸困难、躁动不安等现象，影响手术进程。体位训练通过锻炼患者颈部肌肉及韧带，减轻因长时间保持颈部过伸而产生的不适，提高手术耐受能力，使手术顺利进行，对术后颈椎功能康复具有重要作用。颈椎手术中牵拉气管会引起患者心率、血压等变化，增加手术难度和术后并发症风险。术前气管推移训练能够增强颈部肌肉耐受性和组织适应性，便于手术，可减少患者术中心率、血压等变化，降低术后并发症发生率；同时，随着患者手术耐受力的增强，可有效降低术后疼痛程度。呼吸道训练能使患者学会控制呼吸，改善通气功能，并辅助清除呼吸道分泌物，降低术后痰液黏稠度，有利于吞咽功能恢复。

九、术前需要提前多久禁食、禁水

1. 禁食、禁水方案　术前 6h 进食全营养均衡餐，术前 4h 进食碳水化合物餐，术前 2h 可饮水，但不超过 200ml。责任护士根据术前 1 天手术顺序，为患者制订禁食、禁水方案，并在术日根据手术情况及时给予调整。

2. 输液管理　术前不常规输液。随着禁食、禁水时间的延长或患者主诉饥饿感受，遵医嘱给予术前输液。

禁食、禁水方案的主要施行者为护士，责任护士根据手术时间顺序，制订患者术日禁食、禁水方案，并提前做好患者宣教，与夜班护士交接禁食、禁水方案内容，夜班护士在手术日晨再次提醒患者按照方案执行。此外，在手术当日针对手术取消和延迟等情况，责任护士随时调整禁食、禁水方案。团队医师针对停手术、手术顺序变更等情况，随时与责任护士沟通，确保患者按照禁食、禁水方案进行。随着禁食、禁水时间的延长或患者主诉饥饿感受，即刻通知医师，遵照医嘱给予术前输液。术前禁食、禁水方案的顺利执行，显著减少了患者术前输液量，这也间接表现为患者主诉饥饿的情况减少。

十、感冒、发热等还能做手术吗

感冒对麻醉具有一定的影响。因为感冒之后，上呼吸道黏膜出现明显的充血、水肿，有炎性分泌物渗出，患者往往会出现咳嗽、咳痰、胸闷、打喷嚏、鼻塞、流涕等症状。如果此时进行麻醉，会加重呼吸道的炎症，甚至会引起呼吸困难加重。由于麻醉药物的不良反应对人体的呼吸功能具有一定的抑制作用，严重者还可能会导致呼吸功能衰竭。因此，感冒后不能进行麻醉，应在感冒、发热完全痊愈后再择期进行麻醉和相应的手术治疗。

十一、女性患者月经期间还能做手术吗

女性在月经期间经血量大时，不适宜做颈椎择期手术。若需急诊手术（如颈椎骨折、脊髓损伤等），需由主管医师根据患者的综合情况具体分析，决定手术时机。

十二、颈椎手术是否需要导尿

推荐在安全的前提下尽早拔除尿管和引流管，以促进颈椎前路手术患者术后早期下床活动和康复锻炼。因留置尿管会明显增加尿路感染的风险，也不利于患者的早期功能锻炼，部分患者对留置尿管的不适感非常强烈，因此应尽早拔除尿管。对于接受颈椎前路手术的患者，留置导尿管并非必需，如无高危因素且预计手术时间不超过 200min 的患者，可不留置导尿管；但在有尿潴留危险因素的情况下，如高龄、男性、糖尿病、前列腺肥大、预计手术时间超过 200min 等，建议留置导尿管并适当延后术后拔管的时间。

十三、颈椎手术是否需要备血

围手术期血液管理目标主要为预防和治疗贫血。对于择期手术患者，术前及术后均应进行贫血筛查并及时治疗贫血。血红蛋白<120g/L 的男性患者、< 110g/L 的女性患者，应明确其贫血原因，针对不同病因进行相关治疗。针对最常见的缺铁性贫血，可补充铁剂。术中失血≥ 500ml 或手术时间> 2h 的患者补铁时建议使用静脉铁剂，也可应用促红细胞生成素进行围手术期红细胞动员。术前

血红蛋白＜ 100g/L 的患者，建议备血，术中视情况进行异体血输血治疗。无须常规采用术中自体血回输，对于术中预计出血量达到总血容量的 10% 或＞ 400ml 时，建议采用自体血回输。

十四、颈椎手术术前的血糖评估和血压评估

1. 血糖评估　建议将空腹血糖控制在 5.6 ～ 10.0mmol/L，随机血糖应控制在 12.0mmol/L 以内。术前应将原有降糖方案过渡至胰岛素治疗，并根据禁食情况减去控制餐后血糖的胰岛素剂量。糖尿病患者手术当日停用口服降糖药和非胰岛素注射剂，停药期间监测血糖，使用常规胰岛素控制血糖水平。

2. 血压评估　术前了解患者高血压的病因、病程、程度、靶器官受累情况。建议在择期手术前将中、青年患者的血压控制在＜ 130/85mmHg（1mmHg=0.133kPa），老年患者的血压控制在＜ 140/90mmHg 为宜。合并糖尿病的高血压患者，血压应降至 130/80mmHg 以下。必要时请心内科医师会诊并指导治疗。

十五、颈椎手术术后并发症风险评估

1. 术后恶心呕吐　对于女性、不吸烟、晕动症或既往有恶心呕吐病史，以及术后应用阿片类药物的患者，应注意识别并采取相应的防治措施。

2. 术后谵妄　高龄、认知功能障碍、合并多种内科疾病、摄入减少、生理功能储备减少、应用多种药物、酗酒为术后谵妄的危险因素，对于此类人群应识别并采取相应的预防措施。

3. 尿潴留　对于年龄＞ 50 岁、男性、术前存在尿道梗阻症状和与尿潴留相关的神经性疾病，以及围手术期应用如抗胆碱能药物、β 受体阻滞药的患者可应用 IPSS 评分评估术前膀胱功能，并预测

术后尿潴留的风险。

4. 静脉血栓 对于瘫痪、高龄、肥胖、静脉曲张、脑梗死、有血栓病史及家族史、D- 二聚体水平增高等具有深静脉血栓及肺栓塞高危因素的患者，可采用 Wells 血栓风险评分表进行评估。

十六、颈椎前路手术术后是否需要应用镇痛药

切口疼痛不是颈椎前路手术的主要问题，故预防性镇痛不是常规的措施，一般术后无须使用镇痛泵。镇痛泵内的药物包括吗啡、芬太尼、舒芬太尼或曲马多等，使用镇痛泵可能会导致患者出现恶心、谵妄、肠梗阻、尿潴留等并发症，并可能影响呼吸功能。药物干预前使用 NRS 量表评估疼痛程度。根据疼痛评分，依据按时、多模式个体化镇痛原则，以非甾体抗炎药为基础用药。尽量减少阿片类药物的应用，以减少如恶心呕吐、肠麻痹、呼吸抑制等并发症的发生。对于神经根性疼痛的管理，可在足量、规律使用非甾体抗炎药的基础上加用肌肉松弛药（如盐酸乙哌立松）、神经修复药（如甲钴胺）和抗惊厥药（如加巴喷丁、普瑞巴林等）进行神经根性疼痛管理。

十七、颈椎后路手术术后是否需要应用镇痛药

颈椎后路手术切口大、软组织破坏严重，因此围手术期的疼痛管理，尤其是针对切口痛的管理对术后快速康复的实施至关重要，应重视颈椎后路手术患者围手术期个体化、全程化的疼痛管理。术前提倡预防性镇痛的理念，采用以非甾体抗炎药为基础的术前镇痛方案；术中关闭切口时采用"鸡尾酒"局部预防镇痛（长、短效局部麻醉药混合使用）；术后基于患者疼痛的个体化评估，采用多模式镇痛方案。提倡以非甾体抗炎药（如氟比洛芬酯静脉输注、序贯以塞来昔布口服）为基础，辅以患者自控镇痛（patient controlled analgesia, PCA）、中枢性镇痛药及抗惊厥药（如普瑞巴林、加巴喷丁等）等。需要注意的是，使用PCA的患者需结合术后恶心呕吐风险评估调整镇痛泵内阿片类药物使用方案。尽量减少阿片类药物的应用，以减少呕吐、肠麻痹等并发症的发生。重视术后可能出现的神经痛，术后急性神经性病理性疼痛的诊断和随后的适当治疗可以预防慢性疼痛的发生，在足量规律使用非甾体抗炎药的基础上，联合使用肌肉松弛药（如盐酸乙哌立松）、神经修复药（如甲钴胺）和抗惊厥药（如普瑞巴林、加巴喷丁等）进行神经根性疼痛管理。

参考文献

孙兵，车晓明，2013. 日本骨科协会评估治疗 (JOA 评分) [J]. 中华神经外科杂志，(9): 969.

王一吉，周红俊，李建军，等，2015. 脊髓损伤神经学分类国际标准检查表最新修订及解读 [J]. 中国康复理论与实践，21 (8): 879-882.

MUMMANENI P V, DHALL S S, RODTS G E, et al，2008. Circumferential fusion for cervical kyphotic deformity [J]. J Neurosurg Spine, 9(6): 515-521.

NOTTMEIER E W, DEEN H C, PACEL N, et al, 2009. Cervical kyphotic deformity correction using 360—degree reconstruction [J]. J Spinal Disord Tech, 22(6)：385-391.

STEINME M P, KAGER C D, BENZEL E C, 2003. Ventral correction of postsurgical cervical kyphosis [J]. J Neurosurg, 98(1suppl): 1-7.

VACCARO A R, HURLBERT R J, FISHER C G, et al, 2007. The subaxial cervical spine injury classification system (SLIC): a novel approach to recognize the importance of morphology, neurology and integrity of the disco-ligamentous complex [J]. Spine, 32: 2365-2374.

VACCARO A R, KOERNER J D, RADCLIFF K E, et al, 2016. AOSpine subaxial cervical spine injury classification system [J]. Eur Spine J, 25: 2173-2184. 10.1007/s00586-015-3831-3.

第6章

颈椎手术方式

一、治疗颈椎病的手术有哪些？治疗颈椎病的手术安全吗

颈椎病经非手术治疗不能有效缓解症状者或症状反复发作者，可以考虑手术治疗。需要特别注意的是，脊髓型颈椎病在颈椎病中约占10%，对人的运动功能危害最大，绝大多数患者经非手术治疗无效，应接受手术治疗。

需要接受手术治疗的患者，医师会根据患者的临床表现，结合X线片及MRI等影像学检查结果，选择不同的手术方式。目前的颈椎手术主要分为颈椎前路手术和颈椎后路手术两大类。

颈椎前路手术是从颈椎前方切除骨质增生的部位和突出的椎间盘，直接解除对脊髓、神经及血管的压迫；同时在椎体间植入自体骨或人工骨骨块，然后应用颈椎钛板螺钉系统固定，使椎体间融合，以达到颈椎的重新稳定。近年来，随着手术技术和医疗器械的进步，各种人工椎间盘置换手术也被大量应用于临床，同样是通过颈前切口和手术入路，在解除骨质增生和椎间盘退变对神经的压迫之后，植入人工椎间盘，不仅缓解了神经压迫症状，同时还保留了手术节段的活动能力，是较融合手术更为先进的一种手术方式。同时，必须注意的是，颈椎间盘置换术必须严格掌握手术适应证，并具备过硬的手术技术和设备，不可盲目开展。

颈椎后路手术是扩大椎管、解除脊髓后方的压迫，同时椎管扩

大后，拓宽了脊髓所在的空间，使受到压迫的脊髓可以向后方退让，间接地解除了来自脊髓前方的骨刺、椎间盘突出等因素对脊髓的压迫。目前开展较多的是颈椎后路椎板向一侧或双侧打开，并通过人工骨桥的连接扩大成形椎管的手术方法。如单开门、双开门术式等。此外，对于严重外伤或前路术后颈椎不稳定等情况，为了有效地重建颈椎的稳定性，适当的颈椎后方内固定，再辅以颈椎后方植骨，可使患者手术后能早期获得颈椎的稳定，也是后路手术的一个重要方面。

关于颈椎手术的安全性，虽然相对于其他的骨科手术而言，颈椎的手术操作相对复杂、风险较高，但只要做到完善术前检查，准确评估患者的一般情况，明确诊断，选用正确的手术方式；术中由具有丰富临床经验、娴熟手术技巧的专科医师在专用的手术器械、先进的手术设备辅助下施行手术操作；术后密切观察并及时正确处理病情变化，加强功能锻炼等，在接受手术的颈椎病患者中，90%以上的患者疗效满意，极少出现严重并发症。

二、颈椎手术的植骨材料有哪些

融合技术与植骨的种类、额外结构支撑的种类及内固定钛板的使用密切相关。骨移植物的选择包括结构支撑自体骨（三面骨皮质髂骨、腓骨）、非结构支撑自体骨（源自髂骨的骨松质及局部骨）、同种异体骨（冻干骨、新鲜冷冻骨或预装的骨皮质髓质骨）。

1. 颈椎前路椎间融合器　若选择了非结构支撑骨移植物，建议在目标节段使用椎间融合器以提供支撑并获得较好的骨愈合。目前椎间融合器的选择包括不同厂家生产的不同钛合金融合器（PEEK融合器）、骨内生长表面融合器和单独的融合器。3D 打印，它是以数字模型文件为基础，通过计算机辅助三维建立模型，运用金属粉末、塑料粉末或生物材料等，通过逐层堆叠累积方式构造物体，即"逐层造型法"制造模型。

用 3D 打印技术个性化打印假体 3D 打印的内置椎体，尺寸和形状精度高，凸显个性化。内置后与相邻骨件配合好，形成自然的嵌合，与人体相容性好。专门给件上设计的微孔洞，能让骨从孔中长出，相互嵌合好。3D 打印人工椎体与传统内植物对比，体现出一些明显的优势：①有助于促进成骨融合；②有利于减少内植物沉降率；③个体化 1 ：1 匹配优势明显。最后是颈前路内固定钛板的选择，根据术者的不同习惯，内固定钛板也有多种选择。

2. 颈椎后路单开门植骨钛板　使用这种钛板可以在开门侧植骨。在椎板打开后，用骨试模选择大小适合的植骨块。例如，12mm 试模则使用 12mm 的植骨块。然后用 2.6mm × 5mm 螺钉把植骨块固定在植骨钛板中央。钛板中央有预钻螺孔，螺孔呈椭圆形，以允许钛板与骨块做细微的调节。然后把钛板 / 植骨块复合体置入切开的椎板和侧块之间。

三、颈椎手术内固定装置有哪些

1. 颈椎前路手术内固定装置　单纯植骨而不行内固定手术的主要缺点是植骨块向前移位的趋势、发生矢状畸形的风险。椎间盘切除术或椎体切除术后的植骨块承担着轴向压应力，以及随之而来的屈曲和剪切应力的作用。为了防止植骨块向前移位，使用颈椎前路内固定装置固定。颈椎前路内固定装置具有支撑、固定作用，将内固定装置置于需支撑的脊柱节段，且位于该支撑节段的压应力侧。此类内固定装置的功能是减少压应力、剪切应力及旋转应力。

2. 颈椎后路手术内固定装置　由于颈椎后路解剖结构复杂，粗略可分为 3 区：枕颈区手术、寰枢椎区手术、下颈椎区手术。所以颈椎后路内固定系统种类很多，有枕颈内固定系统、寰枢椎线缆系统、寰枢椎钛缆系统、寰枢椎经关节螺钉系统、下颈椎侧块螺钉系统、椎弓根螺钉系统等。虽然手术器械种类繁多，但其手术的最终目的是纠正畸形，提高颈椎稳定性和牢固支撑作用。

四、颈椎前路椎间盘切除椎间融合术

1955 年，Robinson 和 Smith 最早报道了 8 例接受颈椎前路手术的患者。该入路并非原创，而是将食管手术的标准入路应用于颈椎，在此基础之上发展而来。随后，Southwick 和 Robinson 详细描述了前路椎间盘切除椎间融合术的基本方法，并沿用至今。

颈椎间盘切除椎间融合术最早在 20 世纪 50 年代，由 Robinson 和 Smith、Cloward、Bailey 和 Bagley 等开始使用。虽然 Robinson 和 Smith 于 1955 年报道了前路椎间盘切除和椎间融合术，但并未尝试移除压迫神经的结构。他们从髂嵴取马蹄形骨移植至椎间隙用于融合。植骨后，椎间隙高度恢复，神经根得到间接减压。既往研究认为，稳定责任间隙以后，既有的骨赘会逐渐缩小。

Cloward 于 1958 年报道了直接神经减压技术。他使用钻头在责任间隙圆形开窗，移除部分椎间盘及其上、下椎体。该技术强调在直视下移除压迫神经的组织。移除后使用圆形髂嵴骨块植入开窗部分，骨块头、尾两端为骨皮质，中央为骨松质。

经典的颈椎间盘切除椎间融合术治疗效果显著，到目前为止仍然是大部分颈椎退行性疾病的首选治疗方法之一。随着科学技术的创新与发展，手术技术在很多方面也得到了改良，包括椎间隙牵开方法、移植物种类、移植方法和术后管理等。

1. 适应证　颈前入路手术操作简单，可直接显露 $C_3 \sim T_1$ 椎体和椎间盘。适用于：①颈椎间盘突出患者；②单节段或多节段的颈椎椎管狭窄压迫脊髓或神经根者；③病灶位于椎间盘水平的单节段孤立型或双节段节段型颈后纵韧带骨化症患者。

2. 相对禁忌证　①明显的广泛颈椎椎管狭窄；②多节段连续型颈后纵韧带骨化症。

3. **术前准备** 行颈椎前路减压植骨融合术前，需对患者进行影像学评估。术前会进行 6 个方向的 X 线检查（前后位、侧位、过屈位、过伸位及双斜位片）、MRI 及 CT 检查，前后位及斜位 X 线片对判断钩椎关节增生情况至关重要。动力位 X 线片对判断是否存在颈椎不稳定很有意义。MRI 对软组织病变比较敏感。此外，MRI 对判断椎动脉的位置及左右两侧差异也具有重要意义。MRI 有时会发现融合的椎体及小关节。斜位 X 线片对判断椎间孔狭窄程度很有意义。CT 对骨结构的显示具有重要意义，能够判断病变的软硬及是否存在后纵韧带骨化。联合使用 MRI、CT 及 X 线片等多种影像学检查，对于评估脊柱骨或软组织解剖很有意义。

4. **手术入路** 为了手术部位的美观，均采用颈前横切口。视术者手术习惯，入路可选择左、右任何一侧。右利手的术者可能更喜欢右侧入路操作，左侧入路的优点是可减少喉返神经损伤的风险。

5. **减压** 减压时可使用显微镜以获得更好的视野显示。使用 15 号刀片切开纤维环，按照由大到小的顺序依次使用刮匙将椎间盘碎片取出，然后小心使用刮匙将软骨终板及椎间盘取出。使用 3mm 火柴头磨钻，因为该磨钻侧方比前方更锋利。首先进行中央减压，磨钻按中央到侧方的方向进行移动，直至显露由头端向尾端走行的后纵韧带。显露后纵韧带提示可移除头、尾两端骨赘的深度。如果术者不习惯使用磨钻，可使用 2mm 枪钳移除后方椎间盘并显露后纵韧带。若后方存在巨大骨赘，可使用磨钻向头、尾两端移动以磨除骨赘，但注意深度不可超过后纵韧带水平。该方法比使用枪钳移除骨赘更为安全，尤其当脊髓受压严重时，超声骨刀磨头较磨钻和 2mm 枪钳在颈椎减压手术时更有安全性。因为超声骨刀磨头对于未骨化的后纵韧带无明显的切割。枪钳反复的冲击可能会导致脊髓挫伤，甚至发生瘫痪。最后，使用 1mm 枪钳切除后纵韧带。若有残留的骨赘或椎间盘所导致的椎管狭窄，切除后纵韧带后可获得更好的视野。

五、前路颈椎椎体次全切除融合术

颈椎椎体间融合术最早在 20 世纪 50 年代由 Robinson 和 Smith、Cloward、Bailey 和 Bagley 等开始使用。Cloward 于 1958 年报道了直接神经减压技术。他使用钻头在责任间隙圆形开窗，移除部分椎间盘及其上、下椎体。

椎体次全切术是多节段颈椎病的另一种手术选择，该术式在解除压迫的同时可提供足够的融合所需的骨移植物。对于 3 个节段的病变，与其进行 2 个节段的椎体次全切除，更倾向于采用一个椎体的次全切除 + 单节段颈椎前路减压植骨融合术的联合。

1. 适应证　①颈椎骨折或脱位；②颈部后纵韧带骨化症；③大块颈椎间盘突出，经椎间隙无法彻底减压；④颈椎畸形。

2. 相对禁忌证　严重骨质疏松患者，应警惕后凸畸形和移植物塌陷。

3. 手术要点　在进行椎体次全切除时，终板的准备与上文所述的经椎间隙减压相同。使用 Leksell 咬骨钳大块咬除椎体，这样可保留骨块的部分结构以备植骨用。通常情况下，椎体切除后会有椎体滋养血管破裂所导致的出血，通常可通过联合使用各种止血材料及填塞进行止血。注意不可太过用力压迫，否则可能会导致椎体后壁破坏进而引起脊髓在椎间盘水平受压，减压方法与经椎间隙减压类似，使用磨钻彻底磨除椎体以获得良好的视野，特别是 4 个"角"，即相应椎间孔的位置。如果使用 3mm 火柴头磨钻，操作时可将其置于后纵韧带表面并磨除次全切除节段骨赘及钙化的椎间盘。多数情况下，可在椎体后方保留 5 ~ 10mm 的骨桥，从而使椎体环保持完整，也可作为后方屏障阻止骨移植物滑移。此外，如果患者有明显的椎间孔狭窄，也可使用磨钻将钩突侧后方的骨赘磨除。

颈椎椎体次全切除融合内固定术后 X 线片见图 6-1。

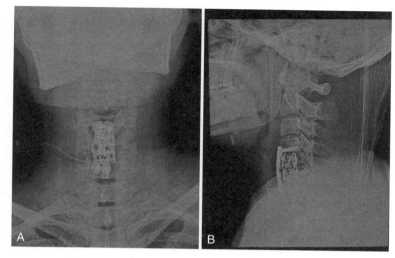

图 6-1　颈椎椎体次全切除融合内固定术后 X 线片
A. 正位；B. 侧位
（图片由北京积水潭医院提供）

六、前路颈椎人工椎间盘置换术

颈椎椎体前路减压后进行融合手术已成为标准的手术方式。但是，融合手术导致颈椎活动范围减小，邻近节段的椎间盘退变加速，甚至压迫神经需要二次手术。颈椎人工椎间盘置换术的目的，是在不牺牲活动度的情况下使病变的颈椎通过手术恢复正常的生理功能。

早在 20 世纪 60 年代，Ulf Fernstrom 即开始尝试使用球形不锈钢假体进行人工椎间盘置换。虽然进行了 250 多例，但最终因为失效率过高而作罢。假体容易移位，也经常穿破终板陷入椎体。而 Smith-Robinson 的融合术效果良好、确切，逐渐流行并成为主流。

20 世纪 80 年代，腰椎人工椎间盘置换的成功尝试使得人们重拾对颈椎人工椎间盘的信心。1989 年，来自英国的 Cummins 设计了一款不锈钢的金属对金属的球窝式假体,上、下各用 2 枚螺钉固定,但依然存在严重的螺钉拔出、假体移位和吞咽困难的问题。经过重新设计和改良,第二代产品临床效果显著提升,被美敦力收购后命名为"Prestige Disc",并于 2007 年获得 FDA 认证。

同时,美国医师 Vincent Bryan 于 1992 年设计了 Bryan 颈椎间盘。Bryan 采用金属对塑料的假体设计,由 2 个钛合金板和 1 个聚氨酯核组成,核周围使用聚氨酯鞘包裹,中间充满生理盐水,模仿关节液的作用,容纳材料的摩擦碎屑。与 Prestige 椎间盘不同,Bryan 椎间盘不使用螺钉进行硬性固定,而是需要在终板上磨出与假体对应的凹槽以固定。

Pro-disc C 由法国的 Marnay 设计。它由钴铬钼合金终板和超高分子量聚乙烯材料形成关节。两个终板面各有一条龙骨,嵌入骨性终板内作为固定。

多种颈椎人工椎间盘设计也已不断进入市场,包括金属对金属的 CerviCore(Stryker),金属对聚乙烯材料的 PCM(CerviTech)、DISCOVER(DePuy)、MOBI-C(LDR)等。

目前,部分文献报道颈椎人工椎间盘置换手术在手术效果和患者满意度方面与颈椎间盘切除椎体间融合术相似。部分文献和 meta 分析显示颈椎人工椎间盘置换手术效果和满意度等方面显著优于椎间盘切除椎体间融合术。

1. 适应证　与短节段颈前路椎间盘切除椎体间融合术类似,但后者对于单节段邻近间隙退变的患者,融合选择比较困难,人工椎间盘置换术更加适宜。具体适应证:①颈椎间盘突出;②单节段或双节段的颈椎病压迫脊髓或神经根。

2. 禁忌证　①明显的广泛颈椎椎管狭窄;②外伤性骨折脱位;③明显的颈椎不稳定;④明显的颈椎畸形;⑤严重的椎间隙退变;⑥颈椎后纵韧带骨化。对于严重骨质疏松患者,选择颈椎人工椎间盘置换术应非常慎重,警惕终板塌陷的可能。

3. 手术要点

（1）不同品牌的人工椎间盘置换手术操作步骤差别很大，开展手术前应熟读相应操作手册。

（2）患者体位采用中立位，颈椎保持前凸。术中避免将拉钩向单侧过度牵拉，以免导致颈椎侧弯。

（3）注意确认中线位置，可使用颈长肌或钩椎关节作为标志，取中点粗略确定中线位置。严格依照假体的操作手册确定中线。注意将椎体上、下终板的后缘处理彻底，以免头端或尾端的椎间盘置入时受阻。

（4）不同假体采用不同设计，终板的处理方式也不同。例如，Bryan 假体为终板面隆起设计，自带同型号盘状磨头用于处理终板；而 Discover 假体终板面更平，依赖数个齿状突起固定，处理终板时要求终板面平整，特别是凹形的头侧椎体下终板，应注意磨除前唇；而 Prodisc-C Vivo 假体上终板面为弧形，下终板面平整。应针对选择的假体形状进行相应的终板处理，以获得理想的固定强度。

七、颈椎后路内固定技术

1. 颈椎椎弓根螺钉技术　颈椎椎弓根螺钉技术由于置钉位置毗邻神经、血管而被视为高风险手术。生物力学研究提示，在颈椎内固定技术中，椎弓根螺钉的稳定性最好。Johnston 及 Ito 等的生物力学研究表明，椎弓根螺钉在骨-螺钉交界处松动的概率最低，同时在疲劳测试中最为坚固。但是，尽管手术医师已熟练掌握颈椎椎弓根螺钉技术，但术中神经、血管损伤的并发症也不能完全避免。徒手置钉在解剖结构复杂情况下（如风湿性关节炎、重度增生等）的错误率非常高。机器人和导航设备等的应用大大提升了置钉的准确性。

（1）适应证：椎弓根螺钉固定技术可提供坚强的稳定效果，

可应用于颈椎外伤导致的颈椎不稳定及颈椎转移性肿瘤、风湿性关节炎、骨破坏性颈椎疾病等，尤其适用于椎板或侧块无法固定的患者（原先已切除颈椎后结构或明显骨质疏松患者）。此外，颈椎椎弓根螺钉可提供坚强固定效果，有利于恢复颈椎生理前凸序列。同时，在枕颈融合中，颈椎椎弓根螺钉可提供稳固的锚定点。颈椎退变性不稳定需要后方减压者，可考虑使用椎弓根螺钉技术。

（2）禁忌证：以下情况不适合使用椎弓根螺钉技术。①颈椎后部结构感染；②肿瘤或外伤导致的椎弓根破坏；③椎弓根缺如或过细；④椎弓根处存在椎动脉严重畸形；⑤矢状位椎弓根角度过大。

（3）手术要点

1）体位与显露：沿棘突后正中切开皮肤，显露拟固定的最头端椎体的上位椎板，此时注意保护此处小关节的关节囊。分离椎旁肌直至完全显露侧块，以便确认进钉点位置。

2）置入螺钉：通常使用高速磨钻在螺钉开口位置磨出一个漏斗样的凹槽。在椎体横断面上，椎弓根的中轴线与椎体棘突中线的夹角，C_2 最小，C_5 最大。如果磨出一个漏斗样的凹槽，可获得更大的椎弓根置入范围。建立凹槽后，螺钉置入的倾斜度应比椎弓根的真实解剖轴略小：$C_3 \sim C_7$ 椎弓根螺钉与矢状面夹角，通常控制在 $25° \sim 45°$。将特制的椎弓根开路器、丝攻及螺钉在 X 线透视下（侧位）置入，以确定方向及深度。建议在开路及攻丝后，用一个尖端带小圆球的探子探查钉道。

3）矫正颈椎后凸畸形：椎弓根螺钉技术是矫正颈椎畸形的强而有力的手术方式。将钛棒预弯，可通过收紧螺母或旋棒技术来矫正后凸畸形。

矫正时，颈椎后部结构被缩短。术中应注意避免过度压缩，以免椎间孔过小导致神经根受压。如果术前影像学检查结果提示椎间孔明显狭窄或两侧不对称，推荐在术中预防性切开椎间孔进行扩大减压，尤其在 $C_4 \sim C_5$ 节段对可复性的后凸畸形可行单纯后路矫形，而僵硬固定或严重后凸畸形需要前后路联合手术。

（4）并发症：椎弓根螺钉的使用是有限制的，特别是存在椎弓根或椎动脉解剖异常者。螺钉置入过程的可能并发症有神经根损伤（螺钉过于头倾或尾倾）、椎动脉损伤，或由于螺钉头端过于靠外导致的椎动脉闭塞，或由于螺钉头端过于靠内导致的脊髓损伤。如果椎弓根或椎动脉存在解剖异常，那么发生神经、血管损伤的可能性将大大增加。

2. 侧块螺钉内固定技术　术前必须评估椎动脉的形态，以免损伤椎动脉。鲜有单侧椎动脉闭塞导致大脑缺血损伤的报道，但是，如果优势侧椎动脉出现损伤，可能会导致严重的神经系统并发症。MRA 及 CTA 可提示左 / 右优势侧、解剖变异等信息。如果普通 CT或 MRI 提示可能存在异常时，则必须行 MRA 或 CTA 检查。椎动脉有时在走行时出现弯曲，向椎体嵌入，此时置入椎弓根螺钉时会大大增加损伤椎动脉的风险。在这种情况下，只能放弃椎弓根螺钉或考虑使用侧块螺钉。

八、颈椎后路椎板成形术

椎板成形术是 Yoshihito Kirita 医师于 1968 年发明的一种较为复杂的技术。在该术式中，用高速钻头将椎板磨薄并于中线将其分开、移除。因为安全、有效，此技术极大地推动了脊髓型颈椎病的手术治疗。但因颈椎后方支撑结构被全部移除，术后脊柱后凸、显露的脊髓易受损伤、椎板切除后瘢痕组织形成等问题限制了其应用。1973 年，Susumu Hattori 医师及其团队为了解决上述问题提出了 Z 形椎板成形术，该技术通过保留椎板来实现椎管重建以处理上述问题。但是，该术式因难度大、耗时长而未被广泛采用。Kiyoshi Hirabayashi 改进了 Kirita 的方法，他在双侧椎板一小关节连接处开槽，然后切除整个椎板，使脊髓减压。Hirabayashi 发现，当他提起一侧椎板时硬膜囊存在搏动，此现象提示无须切除全部椎板也可以使脊髓得到充分减压，开门式椎板成形术的想法由此萌芽。1977 年，Hirabayashi 首次报道了该术式，将该术式命名为"单开门椎管扩大成形术"（ELAP）。该术式磨除一侧腹侧骨皮质，保留另一侧骨皮质，保留侧可以起到铰链的作用。此后，椎板成形术的理念在日本被广泛接受，Kurokawa 等随后提出双开门椎板成形术。

颈椎后路椎板成形术不能直接移除前方的病变结构，如突出的椎间盘、骨赘和骨化的韧带，因此它不是直接的脊髓减压术式；但只要颈椎存在生理前凸，向背侧漂移的脊髓就能得到充分减压。该术式能保留包括椎板、棘上韧带、棘间韧带在内的后方复合体，这些结构可以成为颈旁肌的附着点，有利于重建颈椎稳定性，维持术前颈椎生理前凸状态。与前路减压融合术相比，后路椎板成形术的术后因颈椎不稳定、椎间盘突出、关节僵硬等相邻节段病变的再手术率更低。

尽管许多学者在 ELAP 基础上对术式进行了部分改良，如植骨块、撑开装置及小接骨板的应用，但这项简单、革新性的手术是其他所有改良术式的基础，时至今日仍是治疗脊髓型颈椎病最有效的手术方式之一。与其他改良术式相比，ELAP 更简单、安全，手术时间短，出血少，并发症发生率更低，这些优点减少了手术带给患者的负面影响。

随着对椎管狭窄的认识的不断深入，ELAP 手术指征逐渐发生变化。对颈椎前路融合术长期随访发现，85% 的患者 X 线片提示邻近节段退变，65% 的患者 MRI 影像提示硬膜受压而无明显临床症状。超过 10% 的患者因邻近节段脊髓受压导致颈椎病复发，需行翻修手术。除此之外，术前影像学回顾性研究发现，多数行翻修手术的患者存在进行性椎管狭窄（侧位 X 线片显示椎管前后径＜ 13mm）。

因此，椎管是否存在进行性狭窄是决定颈椎病手术方式的关键因素。ELAP 适用于所有椎管进行性狭窄的患者，即使患者存在单节段椎间盘突出、颈椎病或节段型后纵韧带骨化（OPLL）。如果患者的病变节段超过 2 个，即使无椎管狭窄，有的学者也更倾向于采用 ELAP 而非前路融合术。他们认为颈椎前路融合术适用于单节段病变且无椎管狭窄的患者。

九、棘突纵割式椎管扩大人工骨桥成形术

1995 年始，北京积水潭医院应用天然珊瑚制作的棘突间隔物，称为珊瑚人工骨（coralline hydroxyapatite，CHA）（图 6-2），替代自体骨做间隔物进行棘突纵割式椎管扩大人工骨桥成形术（spinous process splitting laminoplasty using corallinehydroxyapatite，SLAC）。经过多年的临床研究，SLAC 手术经历了Ⅰ型和Ⅱ型的发展改良。

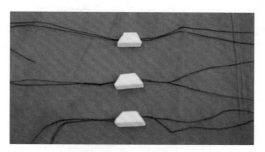

图 6-2　北京积水潭医院应用的珊瑚人工骨

1. SLAC-Ⅰ型手术患者体位摆放及手术步骤

（1）患者体位摆放（图 6-3）：患者俯卧于手术台上，双侧肩部和髂骨下方放置海绵，以缓解胸部、腹部过多的压力。手术台头侧升高 20°～30°，以减少静脉充血。患者颈部轻度屈曲，以打开棘突间隙，使颈部后方呈一平面。

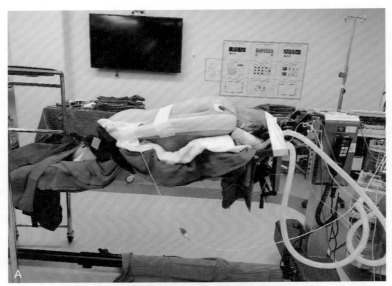

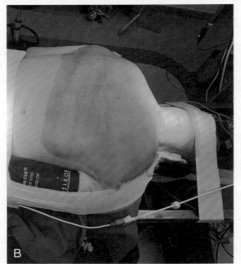

图 6-3　后路椎板扩大成形术，术中患者俯卧位照片（A）和消毒范围
　　　　（头皮备皮范围）（B）

（图片由北京积水潭医院提供）

（2）手术步骤：取颈部正中切口，显露 $C_2 \sim T_1$ 棘突，剪下的颈半棘肌用丝线标记；分别从 $C_7 \sim T_1$ 和 $C_2 \sim C_3$ 椎间隙切除部分黄韧带，从 $C_7 \sim T_1$ 椎间隙穿入特制的硬膜外导管至 $C_2 \sim C_3$ 椎间隙穿出，从导管内穿入线锯（T-saw），纵行劈开 $C_3 \sim C_7$ 棘突；用高速磨钻在 $C_3 \sim C_7$ 两侧椎板根部、小关节内侧做侧沟。

正中掀开棘突，扩大椎管并去除粘连的压迫组织；见硬膜囊后移并有明显搏动后，在各劈开棘突间置入珊瑚人工骨，用丝线固定棘突；交叉缝合两侧颈半棘肌，逐层关闭切口。

对于累及 C_2 椎体的高位脊髓压迫患者，使用磨钻对 C_2 椎板行 Dome 减压，可获得良好的减压效果。SLAC 手术的关键在于磨钻、线锯和珊瑚人工骨的使用。

高速磨钻已成为颈椎后路手术不可或缺的器械，可明显提高手术安全性，减少手术时间。T-saw 在椎板成形术中的应用安全、有效。

其操作具有解剖学基础，即棘突和椎板汇聚部位下方与硬膜囊上方之间存在腔隙。当柔软、光滑的特制导管穿出后再置入 T-saw，不易对脊髓造成损伤。特殊情况如严重的颈椎椎管狭窄患者，可在狭窄处两侧分段穿入两套管及 T-saw。

T-saw 可一次性将拟成形的椎板棘突割开，操作比磨钻易于控制，神经损伤可能小，对称纵割成功率高，割面平整，可与 CHA 间隔物良好贴附，易于固定融合。早期研究显示，棘突纵割后应用羟基磷灰石作间隔物，可获得良好的椎管扩大效果和融合率。

用人工骨撑开棘突封闭椎管，可避免椎管再关门和硬膜外瘢痕形成，可以很好地保持原有生物力学特性。笔者所在团队在国内首先设计并使用了珊瑚人工骨，它是以天然珊瑚为原料，经复杂热液交换反应制成。

CHA 具有良好的生物相容性、骨传导性，其孔隙率和孔径大小符合颈椎后路手术要求，特有的梯形结构符合棘突敞开角度。应用 CHA 后，笔者所在医院 SLAC 手术时间明显缩短，术中出血量减少，并避免了取骨部位（一般在髂骨）术后血肿、疼痛、骨折等并发症。

随访 2 年发现，CHA 与棘突的融合率达到 83.5%，并有随时间延长融合率增加的趋势。即使有少量不愈合情况，由于棘突不是主要负重部位，对疗效无明显影响。

SLAC 术后棘突位置居中，有利于颈后部肌群达到左右平衡，最大限度地维持了颈椎的稳定性。颈半棘肌和 C_2、C_7 椎板在保持颈椎前凸方面起重要作用，是颈椎主要的稳定结构，其剥离会导致曲度丢失，相关症状恶化危险增加。笔者所在团队十分重视颈部后伸肌群的保护重建，虽然早期随访发现术后有曲度恢复和轴性疼痛减少趋势，说明后部肌群软组织功能有所恢复，但重建肌群的方法困难，有一定的失败率。

笔者所在医院从 2001 年开始采用保留 C_2 和 C_7 棘突肌肉止点的方法，尽可能少地破坏颈部后方伸肌群，保持术后颈椎前凸，防止术后轴性疼痛。改良后术式称为 SLAC-Ⅱ型手术（图 6-4）。

2. SLAC-Ⅱ型手术的特点　保留 C_2 和 C_7 棘突肌肉止点，特别注意保护颈半棘肌在 C_2 棘突的止点；改原来的 C_3 椎板成形术为椎板切除术；改 C_7 椎板成形术为 C_7 头侧部分椎板切除，注意保护椎旁肌的止点；$C_4 \sim C_6$ 仍行人工骨间隔的椎板成形术（图 6-5）。

SLAC-Ⅱ型手术对颈后肌群的影响大大降低，没有剥离再重建过程。用 SLAC-Ⅰ型术式做 C_3 椎板成形术，应用间隔物的宽度一般为 15 ～ 20mm，而 C_2 棘突上颈半棘肌的止点平均宽度为 10.6mm，使得在 C_2 棘突上原位重建止点十分困难，有一定失败率，成功重建的位置通常位于原止点外侧。

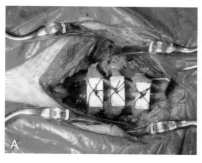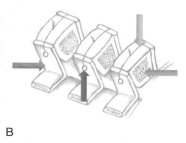

图 6-4 **CHA 置入物固定在棘突的术后效果**

A. 操作的实际图像。CHA（珊瑚人工骨）置入物被固定在 $C_4 \sim C_6$ 棘突的左、右两侧之间（宽度约为 2cm）。B. 手术示意图。蓝色箭头显示 C_5 棘突的右半部分。黄色箭头表示外科缝线丝线。红色箭头显示 C_6 棘突的右半部分。绿色箭头显示 CHA 置入物

改良后的术式将 C_3 椎板成形改为椎板切除，无须破坏 C_2 棘突上原本的肌肉止点，可以获得同样的神经减压效果，手术操作更加简单，并能减少轴性症状发生率。C_7 椎板在颈椎稳定性方面具有重要作用，保留 C_7 棘突能减少轴性症状发生。

$C_3 \sim C_6$ 椎板成形术在手术时间、切口长度、轴性症状发生率等方面优于 $C_3 \sim C_7$ 椎板成形术。由于切除了 C_3 椎板，C_7 椎板头侧也做了部分减压，SLAC-II 型手术的减压范围十分充分，较 $C_3 \sim C_6$ 椎板成形术还大，能避免术后 C_7 节段继续狭窄。

改良后只需置入 3 块珊瑚人工骨，减少了线锯需要劈开的范围和磨钻需要做门轴的数量，手术时间较前明显缩短。松开拉钩后，由于良好地保留了颈半棘肌等颈后部肌群，肌肉层有自然合拢的趋势，伤口更容易被缝合。

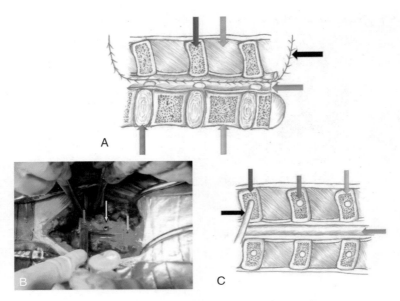

图 6-5 SLAC-Ⅱ型手术操作（颈椎矢状位）

A. SLAC-Ⅱ型手术示意图。在椎板下放置导管和 T 形锯。用 T 形锯锯 $C_4 \sim C_6$ 的棘突。椎间盘（红色箭头）、椎体（橙色箭头）、棘突（蓝色箭头）、棘间韧带（紫色箭头）、椎管（绿色箭头）。B. 在棘突中钻孔（$C_4 \sim C_6$）操作的实际图像。白色箭头表示 C_5 棘突左半部的孔。黄色箭头表示 C_4 棘突左半部的孔。绿色箭头显示 C_6 棘突左半部的孔（该孔正使用磨钻钻孔）。绿色边框的矩形表示 $C_4 \sim C_6$ 椎管内的脊髓。C. 在棘突中钻孔的手术操作示意图。红色箭头显示 C_5 棘突左半部的孔。黄色箭头表示 C_4 棘突左半部的孔。蓝色箭头显示 C_6 棘突左半部的孔（该孔正使用磨钻钻过 – 黑色箭头）。绿色箭头表示椎管

进行此项术式改良后，笔者所在团队对比研究发现，SLAC-Ⅰ型和 SLAC-Ⅱ型手术的 JOA 评分改善率分别为 43.4% 和 46.9%，差异无统计学意义。说明 SLAC-Ⅱ型手术虽然减小了椎板成形范围，但减压效果是相同的，神经功能恢复方面和 SLAC-Ⅰ型相似。手术时间从 126min 缩短到 97min。术中出血量相等。SLAC-Ⅱ型手术术后 $C_2 \sim C_7$ 前凸角仅下降 1.9°，ROM 保留了术前的 86.5%，明显好于 SLAC-Ⅰ型。轴性症状在 SLAC-Ⅰ型和

SLAC-Ⅱ型发生率分别为 38% 和 15%，SLAC-Ⅱ型新出现的轴性疼痛比例较低。

研究发现，两组患者 C_5 神经根牵拉症状的发生率为 5%，神经根麻痹、三角肌肌力减弱的发生率为 2%，组间无差异。可见 SLAC-Ⅱ型手术在手术时间、术后颈椎曲度、ROM 和轴性症状发生率等方面均优于 SLAC-Ⅰ型手术。

SLAC 围手术期处理也经历了较大变化。随着手术技术的改进和观念的转变，术后卧床时间从之前的 3 ~ 6 天缩短至 1 天，一般术后 6h 可在护士帮助下轴向翻身，术后 1 天可坐起，术后 2 天可下床活动。鼓励患者早期进行功能锻炼。

预防性抗生素使用从之前的 5 ~ 7 天缩短为术后 24h，个别情况延长至 48h。佩戴颈托时间从最早的 3 ~ 6 个月或以上逐渐缩短至 2 周，以避免术后 ROM 过多丢失。

十、颈椎后路单开门椎管扩大成形术

1. 术中开门侧开槽与黄韧带切除　将颈旁肌从椎板上剥离后，即用牵开器牵开软组织，显露术野。首先在椎板和关节突关节连接处用高速磨钻（或超声骨刀）于开门侧开槽，磨钻采用 5mm 质地粗糙的钻石钻头。当腹侧骨皮质被磨除时，会有"阻力消失感"。如果出现硬膜外静脉丛出血，止血材料如胶原纤维、可吸收明胶海绵、流体明胶可以有效控制出血。用薄刃 Kerrison 枪钳咬除 C_3 ~ C_4 椎体至 C_6 ~ C_7 椎体之间的黄韧带。如上所述，如果脊髓在 C_2 ~ C_3 水平受压，则用 4mm 钻石钻头（或超声骨刀）穹顶式磨除 C_2 腹侧骨皮质。如果脊髓在 C_6 ~ C_7 水平受压，则用 4mm 钻石钻头（或超声骨刀）磨除 C_7 椎板上方 1/3 ~ 1/2。

铰链侧的骨槽比开门侧的骨槽要更靠外、更宽。在加深骨槽时，为了避免铰链侧断裂，可以不时对各棘突施加轻度的推力，检查铰链侧的稳定性，当所有的椎板可以轻度移动，并保持一定的弹性阻力时，开门侧椎板就可以打开了。在打开过程中仔细分离椎板和硬膜的粘连。此操作可能导致较多硬膜外静脉丛出血，使用双极电凝或止血材料可以有效止血。通常在椎板完全打开的过程中可以观察到硬膜囊搏动。

成功开门后，将试模垫片放置在新开的椎板间隙中来决定同种异体骨块的大小。随后，轻轻牵引椎板，将选好的 Arch 开门椎板成形同种异体骨块放置到位，使骨块的切迹分别良好地匹配于切割缘的椎板侧和侧块侧。应用一种特殊的垫片把持器，以方便植骨的放置。在放置骨块前，可以将微型固定板与骨块相连；也可以先放置植骨块，再以微型固定板固定保护。

可供选择的螺钉有自钻螺钉和自攻螺钉两种，术者在将固定板固定于椎板侧和侧块侧时可依情况选择使用。理想情况下，固定板应分别固定在椎板和侧块的中部。钻头有预装的阻滞器，应用钻头准备螺孔，便于置入自攻螺钉。也可以选择导钻进行螺孔准备。选择合适的螺钉长度，避免螺钉穿透椎板或在侧块侧置入螺钉时损伤关节突关节。应在术前进行一定的评估，以了解椎板侧和侧块的厚度。通常在椎板侧和侧块侧各置入 2 枚螺钉。

2. 切口闭合　在硬膜外留置一引流管。将双侧颈旁肌紧密靠拢以消灭无效腔。以不可吸收缝线紧密缝合项韧带，皮内缝合切口。

十一、颈椎后路椎间孔切开减压、椎间盘切除术

1943 年，Semmes 和 Murphy 报道 1 例颈椎间盘单侧突出进入椎间孔并压迫神经根的患者。Spurling、Scoville 和 Frykholm 同时报道了颈椎后路椎间孔切开减压术。如今，前路椎间盘切除植骨融合内固定术已被大多数脊柱外科医师所接受。然而，前路手术亦存在不足，如取自体骨植骨融合的患者术后出现供骨处不适，前路内

固定造成相邻节段退变的可能性增大。因此，对于某些特定类型的颈椎疾病或患者自身条件不允许行颈椎前路手术时，或为了避免前路手术损伤血管、神经、食管、气管等引起并发症，后路椎间孔切开术仍是安全有效的手术方法。

微创手术系统、高分辨率内镜、影像导航系统及机器人手术系统等先进手术技术在颈椎后路椎间孔切开减压术中也逐渐推广，其目的是使手术可以通过更小的切口进行，从而减少了医源性软组织损伤及术中失血。该技术在获得与开放手术相当效果的同时，还可以有效降低手术风险并促进患者更快恢复。

1. 适应证

（1）单侧的单节段或多节段神经受压。

（2）椎间小关节骨赘压迫神经根。

（3）Luschka 关节骨赘压迫神经根。

（4）前路椎间盘切除融合术后仍伴神经根性症状。

（5）椎间孔内椎间盘突出。

（6）存在前路手术禁忌证。

2. 禁忌证

（1）颈椎不稳定。

（2）严重后凸畸形。

（3）严重颈部轴性疼痛。

（4）同一节段双侧颈神经根受压。

（5）中央型椎间盘突出。

（6）脊髓型颈椎病。

（7）后纵韧带骨化。

十二、计算机导航辅助颈椎外科手术

因脊柱外科手术部位深在，脊柱结构复杂、毗邻重要神经血管组织，且脊柱发育变异、畸形或退变常见，故如何提高脊柱外科手术安全性和精准性一直是临床关注的重要问题。自 1995 年计算机导航技术应用于脊柱外科手术，显著提高了脊柱外科手术的置钉精确性，降低了术中辐射剂量，并明显提高了脊柱微创手术的安全性。近年来，随着"精准医疗"概念的兴起，作为骨科精准医疗重要应用的脊柱外科导航技术也随着立体定向、图像配准、机器人以及计算机技术等的不断发展而日益成熟。

采用传统手术技术与采用计算机导航辅助脊柱外科手术的精确度情况对比见表 6–1。研究结果显示，计算机导航辅助脊柱外科手术可显著降低术中手术医师和患者的辐射剂量，并提高脊柱外科微创手术的精确度及安全性。

表 6–1　采用传统手术技术与采用计算机导航辅助
脊柱外科手术的精确度情况对比

分类	精确度
传统手术技术	80.4% ～ 86.6%
导航方式	
透视二维导航	81.0% ～ 92.0%
透视三维导航（如天玑系统）	98.3% ～ 98.9%
CT 导航	90.8% ～ 94.4%

计算机导航技术（computer-assisted navigation technique）指融合现代计算机、立体定位和医学影像技术等的一种外科手术辅助技术，用于引导手术医师进行精确的手术规划和操作。

术中即时三维图像导航（intraoperative real-time three-dimensional fluoroscopy-based navigation），在手术过程中使用"C"形臂、"O"形臂 X 线机或 CT 等获取三维图像，然后传输至导航系统，以引导手术操作。

计算机导航辅助微创脊柱外科手术（computer assisted minimal invasive spine surgery，CAMISS），是指将计算机导航辅助外科技术与微创脊柱外科技术相结合的手术方法，能保障微切口手术在精确、安全的条件下实施。

1. 适应证　计算机导航辅助技术适用于大部分脊柱外科手术领域，包括脊柱创伤性疾病、退变性疾病、脊柱畸形、脊柱肿瘤、脊柱感染等，主要作用是提高内固定置入的精准性及明确病灶范围。在骨性解剖标记不明确或骨性解剖变异、畸形的情况下，计算机导航辅助技术更能显现其优越性。尤其适用于脊柱微创手术及脊柱翻修手术。

（1）脊柱创伤性疾病：例如，齿突骨折、不稳定 Hangman 骨折、下颈椎骨折、胸腰椎骨折等。

（2）脊柱退变性疾病：例如，颈椎间盘突出、颈椎椎管狭窄、颈椎后纵韧带骨化、胸椎黄韧带骨化、腰椎间盘突出、腰椎椎管狭窄、腰椎滑脱等。

（3）脊柱畸形：例如，上颈椎畸形、先天性重度腰椎滑脱、脊柱侧弯、脊柱后凸畸形等。

（4）脊柱肿瘤：例如，脊柱椎体肿瘤、椎管内肿瘤。

2. 禁忌证

（1）全身性疾病：①严重出血性疾病；②严重心脏疾病；③严重呼吸系统疾病；④其他不能耐受麻醉或手术者。

（2）患者不耐受脊柱手术的体位要求，如脊柱后路手术，患者不耐受俯卧位。

（3）示踪器安放位置无法满足手术要求。

（4）无法获得满足手术要求的图像质量。

十三、颈椎间盘造影术

颈椎间盘源性疼痛（cervical discogenic pain，CDP）是由颈

椎间盘病变引起的头、颈、肩胛区域或上肢放射痛、牵扯痛、麻木，但不伴有神经根分布区域的放射痛。颈椎间盘源性疼痛不包括因椎间盘退变、突出压迫颈神经根所致的有明确解剖分布区域的疼痛。其疾病名称经历了很长时间的演变，最早于 1963 年 Cloward 将其定义为 "painful disk"，随后 1967 年 Cauchoix 等提出 "painful disk degeneration"，1976 年 Rot 又提出了 "painful-disk syndrome" 的概念。直到 1996 年，随着对疾病研究的深入和理论的规范，Schellhas 等正式提出 "cervical discogenic pain" 这个概念并沿用至今。

　　椎间盘造影术是明确诊断颈椎间盘源性疼痛的一项有效措施。Lindbolm 于 1944 年首先在正式文献中介绍了椎间盘造影术。此项技术特别是针对非手术治疗无效、需要考虑外科手术干预的患者，对确定责任椎间盘、指导外科治疗十分重要。颈椎间盘 X 线造影术可以显示颈椎间盘形态学改变，从而直观判断损害或退变情况，更重要的是可以激发椎间盘产生的疼痛从而确认责任椎间盘。

　　1. 适应证

　　（1）进一步评价异常椎间盘的程度与范围，或这些异常与临床症状的关系。

　　（2）研究与 MRI 及 CT 表现不一致，且持续性、严重疼痛的患者。

　　（3）当 MRI 或 CT 显示多节段椎间盘异常时，确定症状椎间盘水平。

　　（4）在融合手术前评价在拟融合节段的椎间盘是否为疼痛源，并确定其邻近椎间盘是否正常。

　　（5）明确慢性椎间盘源性颈痛及颈椎间盘囊肿的诊断。

　　（6）在其他微创手术前评价，如明确包含型椎间盘突出或在髓核消融术前了解造影剂的分布。

　　（7）评价外科手术后失败综合征，包括鉴别再发椎间盘疝出与假关节疼痛；或确认在后融合节段内的痛性椎间盘。

2. 禁忌证

（1）出血性疾病或应用抗凝治疗的患者。

（2）妊娠全身感染或穿刺部位感染者。

（3）注射药物过敏，尤其是对造影剂过敏者。

（4）术后椎间盘固体骨融合术后不能进入椎间盘者。

（5）在拟评价椎间盘水平存在严重脊髓压迫者。

3. 临床应用　颈椎间盘造影及 CT 扫描（CTD）在临床应用中的应用：①后纵韧带完整性的判断；②对椎间盘内部结构改变的评价；③椎间盘突出方向的明确诊断；④疼痛或病变是否椎间盘来源的判断；⑤固定融合手术前对相邻椎间盘的阴性预测。

4. 术后护理

（1）常规椎间盘造影术是一种门诊术式，在椎间盘造影术后，患者应在门诊观察至少 30min。

（2）如果术后患者疼痛明显，可给予镇痛药物。

（3）患者镇静恢复后，在疼痛控制下可转送至 CT 室进行检查。

（4）应嘱咐患者出院后一些常规注意事项，包括椎间盘炎的症状。

（5）发作性疼痛可能持续数天，椎间盘炎的症状包括发热、盗汗及疼痛明显加重等。

5. 主要并发症　除基础并发症之外，食管损伤、气管损伤、颈动静脉损伤、迷走神经损伤、甲状腺损伤等手术入路不当导致的并发症应特别注意！

十四、超声引导下神经根封闭术

随着可视化技术的不断进展，超声已成为临床医师的第三只眼睛，在围手术期管理中的作用越来越重要。除了经食管超声心动图（TEE）及经胸超声心动图（TTE）在术中监测中的应用，超声在疼痛治疗、外周神经阻滞、动静脉穿刺等方面的应用也日益广泛。

传统的选择性神经根阻滞（selective nerve root block，SNRB）多使用体表骨性标志定位或异感法定位，并使用放射线辅助引导，定位不精确，失败率高，并发症多（如刺破血管、胸膜，局部麻醉药误入血管中毒等）。神经刺激器引导 SNRB，大大提高了阻滞成功率。但神经刺激器引导依然需要依赖体表标志定位，对于肥胖患者、解剖变异患者和存在周围神经病变（如糖尿病周围神经病变）患者阻滞的难度很大，成功率较低。

在 SNRB 中使用超声引导，可清晰看到神经结构及神经周围的血管、肌肉、骨骼及脏器（如内脏和胸膜）结构；进针过程中可提供穿刺针行进的实时影像，以便在进针同时随时调整进针方向和进针深度，以更好地接近目标结构；注药时可以看到药液扩散，甄别无意识的血管内注射和无意识的神经内注射；此外，有证据表明，与神经刺激器相比，使用超声引导可缩短感觉阻滞的起效时间，提高阻滞成功率，减少穿刺次数，减少神经损伤。

超声引导下 SNRB 技术的基础是超声图像的获取和组织结构的辨识。在日常工作中熟练使用超声，需要熟练掌握超声成像的基本原理和超声仪器的使用方法，熟悉扫描部位的解剖结构，并能选择适宜的扫描技术以获得更好的超声影像，且熟练掌握进针技术，使穿刺针能顺利到达目标结构。

1. 适应证

（1）诊断性 SNRB 的适应证：①不典型上肢痛；②影像学表现和临床表现不符；③肌电图和 MRI 检查结果不确定或模棱两可；④神经分布异常，如神经根联合或分叉变异。

（2）治疗性 SNRB 的适应证：①影像学检查不明确或仅有轻

微异常；②影像学检查有多节段椎间盘病变，但还不需要手术治疗；③手术后患者重新出现难以解释的复杂疼痛；④神经系统体格检查不确定；⑤不愿意接受手术或不能接受手术；⑥要求短时间缓解疼痛的神经根性疼痛患者，如椎间盘脱出患者术前镇痛。

2. 超声引导下 SNRB 的一般不良反应

（1）穿刺部位感染、血肿和神经损伤。

（2）局部麻醉药毒性反应［中枢神经系统和（或）心血管系统并发症］。

（3）丙胺卡因所致的高铁血红蛋白血症。

（4）局部麻醉药过敏（极罕见）。

3. 禁忌证

（1）绝对禁忌证：①穿刺部位感染；②穿刺部位远端拟刺激的神经受损；③凝血功能障碍；④患者拒绝。

（2）相对禁忌证：神经系统功能不全者，治疗前应进行仔细的神经系统检查。

十五、颈神经根支配区域及支配关键肌运动

颈部神经的平面分布见表 6-2。

表 6-2　颈部神经的平面分布

神经根	运动功能	感觉功能	反射
C_5	肩外展及屈肘	上臂外侧	肱二头肌腱反射
C_6	屈肘和伸腕	前臂外侧、拇指和示指	肱桡肌反射
C_7	屈腕和伸肘、伸指	中指（可有变异）	肱三头肌腱反射
C_8	屈指（中指远端）	前臂内侧、环指和小指	
T_1	指外展和内收	上臂内侧	

十六、超声引导下星状神经节阻滞术

星状神经节是由下段颈部交感神经节和上段胸部交感神经节融合而成，位于第1肋骨小头与 C_7 横突下缘之间，颈长肌表面，椎动脉内侧，颈总动脉的后方，紧邻胸膜顶部，负责支配上肢和部分头颈部的交感神经。星状神经节阻滞（stellate ganglion block，SGB）可干预头颈部及上肢交感神经信号向节前纤维和节后纤维的传导，有多种临床适应证，包括上肢的复杂区域疼痛综合征、幻肢痛、癌痛、带状疱疹后神经痛和颌面痛。

参考文献

田伟，刘波，李勤，等，2005. 人工颈椎间盘置换手术的临床初步应用体会 [J]. 中华医学杂志，85(1): 37-40.

ABUMI K, ITOH H, TANEICHI H, et al, 1994. Transpedicular screw fixation for traumatic lesions of the middle and lower cervical spine: description of the techniques and preliminary report [J]. J Spinal Disord, 7(1): 19-28.

BASHO R, KENNETH A H, 2012. Cervical total disc arthroplasty [J]. Global Spine Journal, 2(2): 105-108.

CHAU A M T, RALPH J M, 2009. Bone graft substitutes in anterior cervical discectomy and fusion [J]. European Spine Journal, 18(4): 449-464

HILIBRAND A S, FYE M A, EMERY S E, et al, 2001. Impact of smoking on the outcome of anterior cervical arthrodesis with interbody or strut-grafting [J]. J Bone Joint Surg Am, 83-A: 668-673.

HU Y N, LV G H, REN S Y, et al, 2016. Mid-to long-term outcomes of cervical disc arthroplasty versus anterior cervical discectomy and fusion for treatment of symptomatic cervical disc disease: a systematic review and meta-analysis of eight prospective randomized controlled trials [J]. PLoS One, 11(2): e0149312.

KAISER M G, MUMMANENI P V, MATZ P G, et al, 2009. Joint section on disorders of the spine and peripheral nerves of the American association of neurological surgeons and congress of neurological surgeons. Management of anterior, cervical pseudarthrosis [J]. J Neurosurg Spine, 11: 228-237.

LECONTE P, 1964. Fracture et luxation des deux premières vertèbres cervicales[M]. In: Judet R. ed. Luxation congenitalc de la hanche. Fractures du cou-de-pied rachis cervical. Actualites de Chirurgie Orthopedique de I'Höspital Raymond Poincare [M]. vol 3. Paris: Masson et Cie : 147-166.

PARK J B, CHO Y S, RICW K D, 2005. Development of adjacentlevel ossification in patients with an anterior cervical plate [J]. J Bone Joint Surg Am, 87: 558-563.

ROBINSON R A, SMITH G W, 2010. Anterolateral cervical disc removal and interbody fusion for cervical disc syndrome [J]. SAS Journal, 4(1): 34-35.

ROY-CAMILLE R, SALIENT G, MAZEL C, 1989. Internal fixation of the unstable cervical spine by a posterior osteosyn-thesis with plates and screws[M]. In: The Cervical Spine Research Society, ed. The Cervical Spine. 2nd ed. Philadelphia: JB Lippincott: 390-403.

SHEN F H, SAMARTZIS D, KHANNA N, et al, 2004. Comparison of clinical and radiographic outcome in instrumented anterior cervical discectomy and fusion with or without direct uncovertebral joint decompression [J]. Spine J, 4: 629-635.

SOUTHWICK W O, ROBINSON R A, 1957. Surgical approaches to the vertebral bodies in the cervical and lumbar regions [J]. JBJS, 39(3): 631-644.

WANG J C, HART R A, EMERY S E, et al, 2003. Graft migration or displacement after multilevel cervical corpectomy and strut grafting [J]. Spine, 28: 1016-1021, discussion 1021-1022.

XIE J C, HURLBERT R J, 2007. Discectomy versus discectomy with fusion versus discectomy with fusion and instrumentations prospective randomized studyp[J]. Neurosurgery, 61: 107-116, discussion 116-117.

ZOU S H, GAO J T, XU B, et al, 2017. Anterior cervical discectomy and fusion (ACDF) versus cervical disc arthroplasty (CDA) for two contiguous levels cervical disc degenerative disease: a meta-analysis of randomized controlled trials [J]. European Spine Journal, 26(4): 985-997.

第7章

术后主要并发症

一、脑脊液漏

颈椎前路手术操作过程中有一些难以避免的硬脊膜破损，导致术中或术后出现脑脊液漏。严重的脑脊液漏可能导致患者出现低颅压性头痛，伤口渗液致伤口不愈合、裂开、感染，椎管内感染甚至颅内感染，进而危及生命。脑脊液漏的常规治疗方法主要为局部加压包扎及头低足高位引流等。早期心理干预及术前宣教使患者及其家属了解术后脑脊液漏相关知识，认识到术后脑脊液漏是颈椎前路手术的常见并发症，配合治疗则预后良好，避免患者产生恐惧心理。既往学者认为，若术中出现硬脊膜破损，应尽量修补硬脊膜破口；对于无法修补或术后出现脑脊液漏的患者，可适当延长引流管留置时间，严重者可行腰大池引流术。对术后确诊或疑为脑脊液漏的患者，应嘱其以平卧位为主，避免头高位及过早下床活动；同时及时调整控制引流，伤口引流管间断夹闭（每2小时开放10～15min）同时将伤口负压引流更换为常压或正压，控制伤口每24小时引流量为150～250ml；严密观察患者伤口敷料情况，如有伤口渗液，应及时更换敷料并仔细消毒，防控感染。

腰大池置管引流适应证：①严重的脑脊液漏，经一般治疗后症状无明显缓解；②伤口渗液明显，存在较大感染风险；③引流液浑浊，患者出现发热、头痛，血常规、红细胞沉降率（ESR）及 C 反应蛋白（CRP）增高等感染征象；④经＞2 周的一般治疗后引流量仍＞200ml。

一次性脑室引流装置行腰大池穿刺置管引流的具体方法：患者取侧卧位（左或右侧卧位均可），尽量屈膝，头颈部尽量前屈，将身体弓成"虾米状"。取 $L_3 \sim L_4$ 或 $L_4 \sim L_5$ 棘突间隙为穿刺点，使用 2% 利多卡因 1：1 稀释后行局部浸润麻醉。使用穿刺专用套管针沿穿刺点通过棘突间隙穿入蛛网膜下腔，穿入深度为 5.0 ～ 6.0cm（体型较壮者穿刺深度可达 6.5 ～ 7.5cm），见有脑脊液流出即证明穿刺针已达蛛网膜下腔，将穿刺针的斜口旋转至尾端方向并退出套管针内芯，将导丝沿套管针置入蛛网膜下腔，导丝置入深度为 10.0 ～ 15.0cm，退出穿刺针。使用扩皮器沿导丝扩皮，将引流管沿导丝置入蛛网膜下腔（尾端置管），置管深度为 8.0 ～ 12.0cm，退出导丝。体外通过三通管与闭式引流瓶及引流袋连接，通过调节引流瓶高度来控制引流速度，以每分钟 2 ～ 5 滴，每 24 小时引流量 150 ～ 250ml 为宜。置管成功后应先夹闭伤口引流管，观察 6 ～ 12h，确认腰大池引流畅通后，可拔除伤口引流管并缝合窦道口。

对于脑脊液漏患者，首先要监测血氧饱和度；其次，常规监测血压，因为产生低颅压症状时血压会改变；再次，监测出入量，脑脊液漏患者应按需补充输液量，以确保出入量平衡，维持正常脑脊液平衡以保证正常颅内压。脑脊液主要由脑室脉络丛产生，每 24 小时分泌量为 400 ～ 500ml，如患者脑脊液分泌量大，出现低颅压、呼吸浅快、神志淡漠表现，应注意患者水和电解质平衡，监测血钠、24h 尿钠及水、电解质指标，排查是否出现脑性耗盐综合征表现。在补液中，患者如出现心率加快、下肢水肿等心力衰竭表现时应监测 B 型钠尿肽等心功能指标；大手术及卧床血流淤滞状态为血栓危险因素，应监测 D- 二聚体、凝血功能，早期发现肺栓塞表现。术后首先保证引流通畅，观察脑脊液漏患者术后引流液性状。一般情况下第 1 天引流液为淡血性，术后第 2 天开始颜色逐渐转为清亮，常规进行脑脊液常规及生化检查，监测中枢神经系统感染指标。医师根据引流情况给予抬高引流袋高度及定期夹闭引流措施，始终保证外压高于内压，控制流出速度，通过不断调整内、外压平衡，避免流速过快影响破口关闭，促进硬脊膜快速愈合。倾听患者主诉，观察切口是否出现肿胀、渗出和体温升高等体征。颈前路手术为右侧切口，在夹闭抬高引流期间，采取去枕平卧向左旋转体位以打开腔隙，切口给予 0.5kg 盐袋压迫使之完全贴合，避免脑脊液在血管鞘及内脏鞘间残留致体温升高。术后脑脊液漏可延长患者卧床时间，需指导进食粗纤维饮食等。便秘患者口服乳果糖以促进肠蠕动，保持大便通畅，避免用力排便引起腹压增加而影响硬脊膜漏口愈合；因颈前路手术术中对气管牵拉、全身麻醉行气管插管、有吸烟史对气道反应高敏感性、北方空气干燥环境等高危因素，术后易出现咳嗽。术后给予异丙托溴铵雾化及沐舒坦静脉输液治疗，通过解除支气管痉挛、稀释痰液，同时增加雾化吸入次数，使用等渗盐水及异丙托溴铵交替雾化从而保持气道相对湿润。避免咳嗽产生振动致硬脊膜内、外压力差变大等影响硬脊膜漏口愈合。延长卧床时间后并发咳痰无力或不敢咳嗽造成后期排痰困难，由此可并发肺部感染，因此应早期严密观察肺部感染相关指标。

二、C_5 神经根麻痹

早在 1961 年，Scoville 和 Stoops 等分别报道了颈椎后路全椎板切除术后并发 C_5 神经根麻痹，表现为三角肌麻痹和肩部感觉减退。此后，颈椎减压术后 C_5 神经根麻痹定义为颈椎减压术后三角肌和（或）肱二头肌轻度瘫痪，颈椎病相应症状较术前未发生进展。大多数患者术后第 5 颈椎神经根麻痹症状出现于术后 1 周，部分患者症状出现于术后 2 ～ 4 周；症状多见于单侧，5% ～ 7% 的患者双侧出现症状。根据近几年文献报道，术后 C_5 神经根麻痹症状发生率为 4.3% ～ 15.6%，前路手术 C_5 神经根麻痹发生率为 3.1% ～ 8.5%，后路手术 C_5 神经根麻痹发生率为 1.4% ～ 15.6%。据 Nassr 等和 Hasegawa 等的文献报道，后纵韧带骨化的患者较脊髓型颈椎病和神经根型颈椎病患者术后 C_5 神经根麻痹症状发生率高。症状较轻的患者 [术后三角肌肌力（MMT）≥ 3 级] 有较好的预后，而症状较重的患者（MMT ＜ 3 级）功能康复所需时间较长。

1. 发病机制　自 1961 年首次报道颈椎减压术后 C_5 神经根麻痹症状后，大量文献报道其可能的发生机制，但迄今尚未明确其发生机制。目前，因术后 C_5 神经根麻痹症状出现的时间不同，针对其病因学有以下几种假说：①术中神经根损伤；②减压术后脊髓移位合并椎间孔狭窄所致神经根栓系现象；③脊髓节段性病理改变；④脊髓缺血再灌注损伤。

2. 预防措施　虽然术后 C_5 神经根麻痹症状发生率较低且多数患者预后良好，但术后上肢肌力减退、感觉障碍等会影响患者对手术的满意度。因此，术后 C_5 神经根麻痹的预防也引起广泛的关注。不少学者对术中脊髓监测和预防性 C_5 神经根椎间孔减压是否能预防术后 C_5 神经根麻痹的发生进行研究。

3. 治疗及预后　C_5 神经根麻痹患者经过一段时间康复后，多数患者的自发性症状减轻或消失。目前针对 C_5 神经根麻痹尚无明确能缩短其康复期的治疗方法，临床上多应用经验性治疗，即类固醇类药物合并颈部牵引、肌肉锻炼、肩关节功能锻炼和低频微波等物理治疗。Imagama 等的多中心研究对颈椎减压术后 C_5 神经根麻痹症状患者随访资料显示，67% 的患者术后 2 年内神经功能恢复，康复时间为 3 天至 17 个月，平均 4.1 个月。但对于症状较重者（MMT ＜ 3 级）则预后较差，建议针对术后存在严重肌肉麻痹或无法忍受疼痛的患者早期行 C_5 神经根椎间孔减压术。Sakaura 等对相关文献的综述性研究结果显示，96.4% 的轻度 C_5 神经根麻痹患者（MMT ≥ 3 级）康复后神经功能完全恢复，而 71% 的严重 C_5 神经根麻痹患者（MMT < 3 级）康复后神经功能部分恢复。

三、硬膜外血肿

硬膜外血肿形成是颈椎前路手术术后的少见并发症，发生率为 0.1% ～ 0.2%。主要来源于硬膜外丰富的静脉丛，这些静脉丛广泛存在于硬膜外间隙。另外，还有骨面渗血、软组织止血不彻底、引流不畅而形成硬膜外血肿，大多数脊柱外科手术后会产生小的、不典型的硬膜外血肿。如果术后早期患者出现进行性加重的神经损害症状，就应高度怀疑有硬膜外血肿的发生。但是，关于手术后硬膜外血肿的分布和处理时机尚有争议，因为术后的影像学检查经常发现在手术局部有血液信号存在，有学者认为需影像学检查确诊后再处理。处理方法：行急诊探查术，取出钛板、钛网，见硬膜外间隙内骨槽上、下顶端有大小不等的血肿（最少的为 10ml，最多的为 25ml），对脊髓形成压迫，清除凝血块后，硬脊膜仍有出血或骨槽面渗血。硬膜表面灰暗，血肿清除后可见硬膜搏动。采用冰盐水冲洗、明胶海绵填塞、骨蜡以及纤维蛋白胶止血后，重新固定。术中采用甲泼尼龙 500mg 静脉滴注。术后常规采用甘露醇及激素治疗 3 ～ 6 天。

颈椎前路手术术后硬膜外血肿和软组织血肿的区别：颈椎前路手术后在钛网后方硬膜外间隙中常会有血液渗出、血肿形成，加之由于患者麻醉苏醒、疼痛等引起血压升高及拔管时躁动等原因可引起硬膜外出血增加，骨面及软组织渗出增多，但绝大多数硬膜外出血具有自限性，随着硬膜外压力增高出血会逐渐停止，并不产生神经受压症状。而颈部软组织血肿不同，后者主要表现为颈部肿胀、气管移位、呼吸困难等血肿压迫的症状，没有神经功能损害症状。

MRI 在硬膜外血肿诊断中的作用及争议，有学者认为术后有渐进性神经受压和 MRI 的表现是进行血肿清除术的指征，手术后出现新的神经损害的表现就应怀疑有硬膜外血肿形成，及时清除血肿是神经功能能否恢复的决定性因素。由于术中操作不当所致的脊髓损伤和钛网移位也可以引起术后神经功能障碍。因此，有学者认为在手术探查前，准确的影像学检查是手术的必要条件。在 MRI 上血肿表现为 T_1 加权像呈等信号，T_2 加权像急性期呈高信号，亚急性期 T_1 和 T_2 加权像均呈高信号，超急性期的血肿，增强 MRI 可能有助于诊断。在超急性期，如果血肿的外形在不断扩大则提示有持续性出血。争论的焦点是 MRI 检查是否必须进行。虽然 MRI 检查可以早期诊断硬膜外血肿并对急诊减压手术提供帮助，但是反对者的观点为：①手术探查应在神经功能障碍出现后尽早进行，而 MRI 检查必将花费一定的时间，延迟手术探查、清除血肿的时间；②颈椎前路内固定术后硬膜外局部也有少量血肿存在，加上术中止血采用的明胶海绵及止血纱布会对 MRI 检查产生影响，因而可能导致假阳性；③为了防止术中操作不当所致的脊髓损伤和钛网移位引起的神经功能障碍，及早手术探查是一种行之有效的方法。

颈椎前路手术术后硬膜外血肿的防治：①术前行血常规、肝功能、凝血功能检查，术前停服可能会影响凝血功能的药物至少 2 周。对渗血较多者手术结束前和手术后静脉滴注 1～2 次止血药物。②对于术中的硬膜出血要仔细处理，严密止血。手术中如果发现骨面出血，用骨蜡止血；硬膜出血用明胶海绵或止血纱布压迫止血，也可以在显微镜下双极电凝止血。关闭切口前软组织应用止血粉止血，以减少椎管内血肿形成的机会。③良好而充分的引流。需要特别注意的是，钛网的大小应与减压槽匹配，笔者强调的是钛网与上、下椎体之间应嵌紧，而将钛网与骨面接触两侧开两小孔以备引流硬膜外血液，减少椎管内血肿形成的机会。硬脊膜和钛网之间尽量不放和少放置明胶海绵、止血纱布等，以免形成新的压迫。术后常规采用负压引流，特别是颈椎前路手术后患者取仰卧位，本身积血就不易被引出，所以密切观察引流管是否通畅、扭曲及引流量至关重要。④对于切除后纵韧带的患者，由于颈椎椎管内有丰富的硬膜外静脉丛，在减压时经常有出血。所以应特别注意动作要轻柔，止血要彻底。⑤对主诉疼痛的患者适当给予镇痛和镇静药物，以免因疼痛和烦躁导致血压增高，引起硬膜外出血增多。⑥术后常规监测。尤其是在术后的 24h 内，应密切观察患者的呼吸及四肢感觉、运动情况，发生异常情况应及时处理，以免脊髓受压时间过长引起不可逆损害。当诊断明确时，应紧急行切口探查清除血肿＋脊髓减压术，因为脊髓减压延迟可降低神经功能恢复的效果。

四、喉头痉挛

颈椎前路手术由于术中牵拉过久、术前气管推移训练不够等原因，部分颈椎前路手术患者术后会出现喉头痉挛症状，表现为疼痛和吞咽困难，多于 3 ～ 5 天后消失；严重的喉头痉挛患者可因窒息而导致死亡。因此一旦发生喉头痉挛，应立即静脉注射地塞米松 5 ～ 10mg，必要时在床旁立即行气管切开。

五、吞咽困难

吞咽困难是颈椎前路手术术后最常见的并发症之一，不同报道中其发生率相差较大（为 1% ～ 79%）。吞咽困难是吞咽过程中出现的不适症状，表现为不能吞咽或进食固体食物，甚至进食液体食物时有梗阻感，对患者的生活质量影响极大。现多数学者认为其发生主要是术后的椎前软组织水肿和颈椎前路手术接骨板对食管产生的直接压迫所致，因此对其预防的主要策略包括：①术前戒烟；②术前进行食管气管推移训练；③熟练掌握手术技巧，缩短手术时间，减少术中出血量；④术中应用自动拉钩建立稳定的工作区域，避免软组织的反复牵拉；⑤术中应用可吸收胶原生物膜；⑥尽量选择低切迹或零切迹内植物。临床上患者出现吞咽困难后，主要的处理措施如下：①颈椎前路手术术后吞咽困难多以轻 - 中度为主，具有自限性，多数患者在术后 3 ~ 6 个月可恢复正常；②轻 - 中度吞咽困难者，可通过流质饮食、静脉滴注甲泼尼龙等处理而缓解症状；③重度吞咽困难者应在常规治疗基础上增加静脉或肠内营养支持。

六、食管损伤

在颈椎前路手术显露过程中最重要的一点就是对椎前组织的保护，而食管是其中最易发生损伤的部位。食管本身缺乏浆膜层包裹，肌肉多为纵行纤维，使食管壁较薄弱，如电刀烧灼、拉钩过度牵拉、内固定物或植骨块刺伤等，均可引起食管壁的直接或间接损伤，进而导致食管破裂。少数患者可无明显症状，大多数患者可出现术后切口肿胀、发红，吞咽物从切口流出，严重者则出现吞咽困难、炎症范围扩大、脓毒血症甚至休克等。其主要的预防策略如下：①术前食管气管推移训练一定要到位，尤其是短颈者；②显露过程中，术者及助手应仔细辨认各种组织，有意识地对食管进行保护；③椎前使用电刀时需要器械保护，避免食管被灼伤；④正确使用自动拉钩，避免长时间撑开。临床上出现食管瘘后，主要的处理措施包括：①留置鼻饲管，保证患者营养，必要时预防性给予全身抗生素；②若术中发现食管瘘，应及时予以缝合修补，术后禁饮食，多可治愈；③术后发现食管瘘，若损伤不超过 1cm、皮下气肿小者，可采取非手术治疗，包括禁食禁饮、鼻饲管喂养、营养支持、预防感染等；④术后发现严重食管瘘，可考虑联合胸外科或内镜室行修补术。

七、颈椎后路手术术后轴性症状

颈椎后路手术术后轴性症状指颈椎后路手术术后出现的以颈项部及肩背部疼痛、肌肉痉挛为主要表现的综合征，还可伴有酸胀、僵硬、沉重感和肌肉痉挛等症状。一项关于颈椎后路手术术后轴性症状的 meta 分析结果显示，其平均发生率为 28%（7%～58%）。颈椎手术术后早期的颈部急性疼痛多与手术创伤有关，在早期组织愈合过程中，急性疼痛对机体有警示和保护意义。但是，部分术后急性颈部疼痛可以发生慢性化转归，表现为疼痛持续存在，极大影响患者的生活质量和对手术的满意度。

预防策略：术前注意评估患者颈部疼痛程度，选择适当的术式；术中注意保护颈后肌肉韧带复合体结构，如注意保留椎旁肌，项韧带在 C_2、C_7 椎体的附着点；减少术中医源性操作，如对颈椎小关节囊的过度剥离或传统"悬吊法"对小关节囊的刺激；术后减少外制动时间，鼓励患者早期恢复颈椎正常活动。颈椎后路手术术后患者若发生轴性症状，应注意分析症状发生的主要原因，予以非甾体抗炎药、物理治疗等对症处理。

八、喉返神经损伤

随着人们对颈椎肿瘤、颈椎损伤、脊髓型颈椎病、颈椎结核及类肿瘤等疾病认识的不断提高，开展的颈椎前路手术也在逐年增加。颈椎前路手术最常见的并发症为喉上神经、喉返神经损伤。单侧喉返神经损伤可导致声音嘶哑，双侧喉返神经损伤可出现呛咳、误吸、呼吸困难，甚至窒息死亡。喉返神经为迷走神经的分支，两侧的迷走神经从颈部下行至胸腔后分出左、右两支喉返神经。右喉返神经由前向后围绕右锁骨下动脉，行于气管食管沟，在环甲关节后方入喉。左喉返神经在主动脉弓水平与迷走神经分离后，绕主动脉弓后沿气管沟垂直上行，由于颈段食管向左侧弯曲，因此左迷走神经上行至颈部后一般位于食管浅表层，左迷走神经在胸部位置较浅，但其在颈部位置相对较浅，且近中线。Razfar 等对 815 例颈椎前路手术患者的研究发现喉返神经损伤率为 3.9%，同时多次手术、脊柱后凸及 $C_6 \sim C_7$ 手术患者喉返神经损伤率远远大于其他手术患者。术中神经损伤类型主要有离断、结扎、钳夹、牵拉等。其中离断与结扎为永久性损伤，钳夹、牵拉为暂时性损伤，经过一段时间后可能恢复。若术中不慎离断损伤，应游离断端，争取行 I 期神经端端吻合术；若为结扎损伤，应及早解除结扎线；若为粘连压迫损伤，应尽早松解粘连；若为钳夹或牵拉伤，术中均可使用糖皮质激素封闭。术后留置引流管，可防止术后血肿压迫导致窒息，降低血肿压迫喉返神经发生率，同时可减轻血肿吸收后的瘢痕挛缩导致喉返神经功能障碍。术后判断喉返神经损伤的标准为：术后 1 ～ 7 天声音嘶哑恢复者为暂时性喉返神经损伤；1 ～ 3 个月恢复者为可逆性喉返神经损伤；> 3 个月者为永久性喉返神经损伤。术后喉返神经损伤的治疗主要有 4 种，即药物治疗、单侧喉返神经损伤修复、超短波治疗及声音训练。药物治疗是最为传统的疗法，主要采用神经营养药物（如维生素 B_1、维生素 B_{12}）加强对神经的养护，采用糖皮质激素进行神经刺激，再通过扩张血管药物来改善供血的情况。超短波治疗则是采用对声带进行直接的药物注射来改善其病情，再辅以针灸、微电流电击等的治疗。单侧喉返神经损伤神经修复手术是较为直接的治疗方法。发音训练：喉返神经损伤可出现声音嘶哑，嘱患者不要紧张，可进行发声训练。指导发音练习：单侧喉返神经损伤患者患侧声带活动障碍致声门关闭不全，日后健侧声带代偿发声可超过中线，并与患侧声带接触，则发音改善，所以发音练习时应指导患者用同侧四指按住喉结旁两指处位置往中线靠，同时发出单音。

饮食护理：对于颈椎手术术后患者的饮食选择，传统方法是从流质饮食逐渐过渡到普食或凭借工作经验指导患者进食。有严重呛咳、吞咽困难者应禁食，特别是高位截瘫所致呼吸肌麻痹患者，防止发生吸入性肺炎，可经静脉补充营养或插胃管鼻饲流质饮食、水等。研究指出，预防早期呛咳、误吸可降低吸入性肺炎发生风险与致死性并发症的发生。食物调整是预防呛咳、误吸的基础治疗。采取适合的食物可有效减少呛咳和误吸。进食稀液体如白开水、清汤类等最易引起呛咳和误吸。如果患者损伤较轻，仅在进食流质饮食有呛咳时可指导进食固体食物，如米饭、馒头、肉类和蔬菜等，或用馒头、包子吸水吃达到补充水分的目的。密度均一、不易松散的泥状或糊状食物不容易在吞咽启动之前沿着舌根快速流入气道，且在通过咽及食管时容易变形，减少食物残留，从而降低误吸的风险。

九、喉上神经损伤

颈椎前路手术喉上神经损伤的发生率为 0.9% ～ 3%。喉上神经分为内、外支。内支支配咽部感觉，损伤后可导致进食流质食物时呛咳。故喉上神经损伤是颈椎前路手术后发生吞咽困难的因素之一。颈椎前路手术中预防喉上神经损伤，可以减少术后吞咽困难的发生。

术后观察神经功能的变化：患者麻醉清醒后，如出现声音嘶哑，声调低沉，是因术中牵拉或损伤喉返神经、喉上神经所致，患者回病房后应密切观察患者发音、吞咽功能情况，如有喉返神经、喉上神经损伤，应及时报告医师。

心理护理：喉上神经损伤的患者因声音嘶哑、不能发音、呛咳、不能进食等，心理紧张，易产生急躁情绪。根据患者情况，向患者及其家属耐心讲解引起不适的原因，提高认识，消除患者及其家属的紧张情绪，同时全神贯注地倾听患者的心声，鼓励患者说出自己的感受，用温和的语言安慰患者。在建立有效的护患沟通过程中，共情技术发挥着首要作用。制成健康教育卡发给患者及其家属，让患者明白喉上神经损伤能够恢复，消除患者焦虑心理。

十、切口为什么会感染

由于颈椎的解剖位置复杂而特殊，行颈椎后路手术切口较大且深，若同时在颈椎内放置微型钛板等异物，容易诱发伤口感染。一旦伤口出现感染，感染灶易通过后路单开门处扩散至椎管，发生椎管内感染及颅内感染，导致患者瘫痪，甚至死亡。

十一、切口感染的处理举例

1. 炎症反应期　治疗重点为伤口清创、控制感染和管理渗液 3 个方面。以"创面床准备"（wound bed preparation，WBP）理论为指导，合理使用功能性敷料，结合光子治疗，以加强抗感染作用。造口治疗师负责局部伤口的处理。具体处理措施如下。①清创：采用保守锐性清创法，以 0.1% 安多福溶液消毒伤口及周围皮肤，用 0.9% 氯化钠溶液清洗伤口后，使用刀片刮除坏死组织。②光子治疗：清创后，予以光子治疗仪进行蓝光及红光照射伤口各 15min。其中，蓝光可增强白细胞的吞噬功能，起到抗感染作用；红光作用于线粒体，促进蛋白质合成和腺苷三磷酸分解，加速肉芽组织生长。③合理选用功能性敷料：将亲水性纤维含银敷料裁剪成与伤口大小合适的条形后，从伤口深部开始填塞至表面，外用棉垫覆盖，每 2 天换药 1 次。亲水性纤维含银敷料是一种银离子抗菌敷料，可使细菌蛋白质变性，同时抑制微生物增长，起到局部抗感染作用。

2. 负压治疗期（负压封闭引流，vacuum sealing drainage，VSD）　伤口行外科清创术后，细胞开始增生繁殖。VSD 治疗可为伤口提供一个保护性屏障，能抑制细菌生长、移除过多的渗液以及促进肉芽组织生长。患者住院行 VSD 治疗期间，应严密观察引流液的量、颜色和性状；保持引流管通畅，确保其处于真空负压状态，以达到治疗目的。将负压调节至 0.04～0.06MPa，术后可引流出少量的淡红色液体，约 24h 转为少量淡黄色液体，给予 0.9% 氯化钠溶液间歇冲洗伤口，每天 4 次。分泌物培养若提示有 MRSE 感染后，做好病房的消毒隔离工作。

3. 增生期　此期治疗的重点是加强渗液管理、保持湿性平衡。此阶段伤口明显缩小，有新鲜、红润的肉芽组织增生，渗液量减少。血培养结果显示 MRSE 阴性后，停用银离子敷料，改为藻酸盐敷料。藻酸盐敷料能吸收高于自身重量 17～20 倍的渗液，与伤口渗液相互作用后形成一种柔软的凝胶，保护新生的肉芽组织，为伤口的愈合提供一个湿润、有效的环境。常规清洗伤口及光子治疗后，用镊子夹取适量的藻酸盐敷料均匀填充伤口，外用泡沫敷料覆盖，每周换药 2 次。注意藻酸盐勿填充过紧，以免妨碍肉芽组织生长。泡沫敷料具有强大、快速的垂直吸收功能，能吸收伤口渗出液、保持湿润的愈合环境；其表面的半透膜可防止交叉感染。当肉芽组织生长良好，外露的棘突被新生的肉芽组织覆盖，伤口已达到二级缝合标准，可择期行手术缝合。

4. 上皮化期的处理　此期治疗的重点是保护新鲜肉芽组织，为伤口创造最佳的愈合环境。此阶段肉芽组织呈红色颗粒状，伤口周围皮肤上皮爬行。

十二、为什么会发生颅内感染

硬脊膜破裂是导致上颈椎手术后颅内感染的重要原因。经口咽入路、异体（种）补片修复、修复不理想均为导致感染的危险因素。经口咽入路手术一旦硬脊膜破裂，极易导致颅内感染。非经口咽入路手术有硬脊膜破裂，若存在其他危险因素，也易引起感染。细致操作，勿损伤硬脊膜是预防颅内感染最有效的基本要求。一旦硬脊膜破裂，封闭裂口，行腰椎穿刺引流，应用能透过血脑屏障的药物能有效预防颅内感染。一旦发生颅内感染，腰椎穿刺后行鞘内注射（头孢他啶、头孢曲松等）或针对性使用药物敏感试验有效的药物，必要时行侧脑室引流和注药治疗，效果较好。

十三、颅内感染有哪些表现

如术后出现体温 > 39.1℃的高热，且常规解热药物治疗无效，在颅内压力升高的影响下患者还会出现一系列的颅脑损伤表现，如意识障碍、乏力、喷射性呕吐，极少数患者发生癫痫，如有上述症状则可诊断为颅内感染。颈项强直、高热、脑膜刺激征阳性等是颅内感染的主要临床表现。脑膜刺激征阳性患者，结合多核细胞 > 50%，糖蛋白定量 > 1000mg/L，脑脊液细胞 > 10×10^6/L，外周血白细胞 > 10×10^9/L，糖定量 < 400mg/L，再结合间质性脑水肿、室管膜增厚伴强化、脑室均匀性扩大、脑膜炎或脑膜增厚等影像学表现等，可明确诊断。脑膜刺激征阳性是主要体征；金黄色葡萄球菌是最主要的病原菌。

颅内感染患者的治疗：对患者的原发病进行积极的治疗，稳定其血糖和血压，并参照药物敏感试验和脑脊液细菌培养结果选择抗菌药物。可采用单纯静脉用药、静脉用药加腰大池置管脑脊液持续引流等。

参考文献

高艳，李菁，李春颖，2017. 颈椎术并发脑脊液漏相关因素分析 [J]. 北华大学学报 (自然科学版), 18(6):788-791.

胡丽华, 2012. 颈椎术后并发脑脊液漏患者的观察与护理 [J]. 中国实用护理杂志, 28(10): 52-53.

沈谢冬, 张英, 王镜林, 等, 2014. 循证护理在颈前路术后脑脊液漏患者护理中应用的效果评价 [J]. 中国实用护理杂志, 30 (21): 34-36.

田伟, 阎凯, 韩晓, 等, 2013. Bryan 人工间盘置换与前路减压融合治疗颈椎退行性疾病的中期随访研究 [J]. 中华骨科杂志, 33(2): 97-104.

佟静, 刘宝戈, 崔维, 等, 2018. 加速康复外科理念在多节段颈椎前路手术患者围术期的应用 [J]. 中国骨与关节杂志, 8(1): 47-51.

王自强, 林斌, 高春林, 等, 2017. 颈椎手术发生脑脊液漏的多因素分析 [J]. 中国脊柱脊髓杂志, 27(4): 305-311.

中华外科杂志编辑部, 2018. 颈椎病的手术治疗及围手术期管理专家共识 (2018) [J]. 中华外科杂志, 56(12): 881-884.

BERTALANFFY H, EGGERT H R, 1989. Complications of anterior cervical discectomy without fusion in 450 consecutive patients[J]. Acta Neurochir（Wien）, 99（1）:41-50.

EMERY S E, BOHLMAN M H, BOLESTA M J, et al, 1998. Anterior cervical decompression and arthrodesis for the treatment of cervical spondylotic myelopathy. Two to seventeen-year follow-up[J]. J Bone Joint Surg Am, 80(7):941-951.

KOU J, FISCHGRUND J, BIDDINGER A, et al, 2002. Risk factors for spinal epidural hematoma after spinal surgery[J]. Spine, 27（15）:1670-1673.

LAWTON M T, PORTER R W, HEISERMAN J E, et al, 1995. Surgical management of spinal epidural hematoma：relationship between surgical timing and neurological outcome[J]. J Neurosurg, 83（1）: 1-7.

SASSO R C, ANDERSON P A, RIEW K D, et al, 2011. Results of cervical arthroplasty compared with anterior discectomy and fusion: four-year clinical outcomes in a prospective, randomized controlled trial[J]. J Bone Joint Surg, 93(18): 1684-1692.

URIBE J, MOZA K, JIMENEZ O, et al, 2003. Delayed postoperative spinal epidural hematomas[J]. Spine J, 3（1）:125-129.

YONENOBU K, HOSONO N, WASAKI M, et al, 1991. Neurologic complications of surgery for cervical compression myelopathy[J]. Spine, 16（11）:1277-1282.

第 8 章

术后康复细节

一、术后首次进食水的时间

　　患者术前禁饮食时间往往比理论上的 12h 禁食、6h 禁饮时间延长。如果按照常规全身麻醉患者清醒后 6h 禁饮食，患者实际的禁饮食时间往往超过了 20h。患者术后多有饮水进食诉求，一些患者为了缓解口唇干裂引起的不适，采用棉签蘸水湿润口唇；同时，长时间空腹造成消化液对胃黏膜的刺激，许多患者主诉胃部不适，还可诱发和加重消化道溃疡。长时间禁饮食也易导致分解代谢增加，机体对葡萄糖、氨基酸、脂肪酸的吸收减少，不利于疾病恢复；且颈椎手术多采用气管插管，一方面插管对咽喉壁产生刺激，另一方面，术中对气管、食管的牵拉，患者术后多主诉咽喉疼痛不适，术后早期饮用适量的温开水或淡盐水，有利于减轻咽喉不适症状。

　　随着麻醉药物与麻醉方法的改进，使全身麻醉手术术后麻醉复苏时间大大缩短，患者术后在苏醒室经过观察神志清醒且生命体征平稳后才转回病房，患者的吞咽反射已经恢复，而且病房护士对患者的清醒状态有统一的判断标准，这样就可以有效预防误吸、误咽发生。

　　1. 术后 30min 饮水的可行性　颈椎手术术后，患者体位的安置、生命体征和呼吸状态的观察、引流管的妥善放置、情绪的稳定，都是术后护理非常重要的方面，术后 30min 内，护士可以通过 2 ～ 3 次观察与沟通，对患者的意识状态和饮水需求做出准确判断，患者首次饮水时，护士应在旁指导，以免发生误咽、呛咳等状况。

2. 术后 2h 进食的可行性 颈椎手术，由于位置特殊，体位不恰当、脊髓受压、神经受损、血肿压迫等因素都会造成患者窒息，甚至死亡。所以，颈椎手术术后患者床旁应常规备气管切开包、 负压吸引器、简易呼吸器等急救设备。术后 2h 患者的生命体征、病情处于相对稳定状态，而且通过数次少量饮水，观察患者无呛咳、恶心、呕吐及胃肠道不适，此时进食，可保证患者的安全。

早期饮食有利于胃肠功能恢复，降低消化道溃疡发生的风险。长时间禁食与全身麻醉的影响，患者的胃肠功能会受到不同程度的影响，肠蠕动减慢，甚至因肠麻痹等造成的腹胀，是患者术后不适的一个主要方面。作为生物体，有一种生理现象是明确的，禁食时胃和小肠的蠕动减慢，收缩波不规律，饮食后胃和小肠的蠕动加快，采取少量多次饮水后再进少量流质或半流质食物，对胃肠功能有一个唤醒过程，有利于患者胃肠蠕动功能逐渐恢复，从而避免了在胃肠功能未完全恢复的情况下进食过饱造成的腹胀。无刺激的流质及半流质饮食，可以中和胃酸，保护胃黏膜，降低应激性溃疡发生的风险。

麻醉清醒判定标准采用 Steward 苏醒程度评分法。完全苏醒：患者能够准确说出自己的姓名或年龄，并能认识环境中的人或自己所处位置；呼吸道通畅：患者可按医护人员指令咳嗽；肢体活动度：患者能做有意识的肢体活动。

二、术后颈托佩戴时间

颈椎前路椎间盘切除融合术（anterior cervical discectomy and

fusion，ACDF）是一种治疗颈椎病的手术技术，自 1954 年 Smith 和 Robinson 进行第一例颈椎前路手术，ACDF 术已经经过 60 余年的发展。ACDF 适用于治疗各类颈椎疾病，通过减压和融合，显著改善患者预后，有效缓解患者的症状，被脊柱外科医师公认为治疗颈椎退行性疾病的"金标准"。ACDF 术后多行颈托外固定，提供生物力学支持，以维持脊柱稳定性。术后第 1 个月佩戴颈托，能够预防脊髓再次损伤、降低移植物不愈合、移植物移位下沉和术后疼痛的风险，并为患者在日常生活中提供安全感。临床医师除更应注意对患者进行定期复查，早期发现不融合、颈椎活动度降低、颈椎曲度变化、置入物下沉等影像学异常外，应更精准地判断当佩戴颈托患者出现颈部功能障碍、残留颈痛、发生术后感染等情况时是否应该对颈托佩戴时间做出调整，同时周密地考虑患者合并如骨质疏松、外伤等其他因素对颈托实用性的影响，做到更全面地评估患者术后佩戴颈托时的获益，并结合临床实际情况具体分析，使患者利益最大化。

三、术后焦虑怎么办

手术是治疗与检查脊柱疾病的一种重要方式，对于患者而言，虽然内心深知手术是一个接受治疗的过程，但同时由于手术是一个遭受创伤的过程，麻醉、躯体创伤及手术相关的准备过程等，都已成为应激源贯穿整个围手术期。因此，当手术后患者面临疼痛、卧床生活不能自理、恢复速度较慢等情况时，极易引发焦虑情绪。

焦虑是一种复杂的心理过程，手术引发的更多是一种现实性焦虑，其因素与患者性别、年龄、文化程度、医疗费用来源、手术效果、家庭收支情况、个人性格息息相关。

近年来，各项研究表明，患者术后焦虑的高发生率会影响手术预后。一项骨科手术的调查研究表明，约 50% 的患者因术后疼痛及许多不确定性因素而存在术后焦虑，并因此无法完成手术后的康复锻炼，影响骨科手术效果。

因此，关注引发手术后患者心理上出现焦虑的重点因素，并能够进行针对性的心理干预，将有助于提高患者治疗满意度，也能有效降低患者的焦虑反应，从而提高手术疗效，促进患者身体尽快康复。

常见的术后焦虑因素有以下几种。

1. 疼痛因素　术后疼痛可以引发焦虑，焦虑又可引发躯体疼痛，两者关系密切。疼痛是一种令人不愉悦的感觉和情绪上的体验，术后疼痛包括机体受到伤害性刺激后的痛感觉和反应，常伴强烈的情绪变化。近期研究表明，手术前的焦虑状态也会影响手术后的疼痛程度。

2. 经济因素　影响患者术后焦虑状态的另一个重要因素为经济因素。近年来随着手术技术的提高，内置物价格往往比较昂贵，这给部分患者家庭带来一定的经济负担，当术后患者仍需住院一段时间，对于恢复的极度渴望等，都可能造成焦虑心理。

3. 病情因素　脊柱外科手术患者由于手术性质的特殊性，患者术后可能面临牵引或体位制动，患者容易出现紧张、焦虑的情绪。当紧张、焦虑情绪又加重躯体疼痛后，患者易出现悲观的态度，认为自己的术后康复不如预期。

4. 患者个性因素　许多研究发现，性格是影响手术患者术后焦虑的又一个十分重要的因素，内向型性格的患者对外界的不良刺激反应较为敏感，更容易出现焦虑情绪。因此对于偏内向型性格的患者，要前置心理引导，实现术前充分的沟通，耐心细致的术前访视及术前教育，帮助患者认识疾病的本质，熟悉麻醉、手术的流程，减少因焦虑、抑郁情绪带来的不良影响，提高医患之间的信任度，建立良好的医患关系。

5. 其他（如环境因素、家属因素等）　经调查，很多患者均表达了对病房噪声、光线及温度不适应会影响自己的情绪，甚至产生焦虑不安的负面情绪。陪护家属的心情也会影响患者的情绪，家属如果唉声叹气、充满愁容，也会让患者对术后恢复产生紧张、焦虑的情绪。

术后焦虑的心理干预建议如下。

1. 给予心理支持　医护人员耐心倾听患者的诉求，关注患者的状态，对患者术后的担忧进行相应的知识宣教，创造良好的医护环境。术后给予患者良好的心理支持，鼓励患者熟悉其他病友，促使患者间良好的沟通，增强彼此术后的信心；鼓励患者家属发挥正向作用，避免在患者面前出现悲观情绪，以正向鼓励为主，患者家属要为患者提供信心，多帮助患者畅想出院后美好的生活。

2. "三联"放松训练技术　在常规护理基础上，教授患者及其家属"三联"（腹式呼吸、想象、肌肉）放松训练干预技术。鼓励患者家属与患者交谈，追溯回忆，掌握患者曾经经历的最美好的场景。在美好的场景下，指导患者学习腹式呼吸：以鼻吸气，感受腹部缓缓隆起的感觉，慢慢地吸气，腹部隆起逐渐增大，直到感觉腹部增大到最大时，稍作停顿，再以 2 倍吸气的速度（如吸气 4s，呼气 8s）缓慢地用口将气吐出，练习 3 ～ 5min；随后，伴随着音乐，感觉在美好的场景中进行身体各部位肌肉放松训练，患者感受到自己的注意力依次来到手部、头颈部、双肩、胸部、背部、腹部、双腿部位等，想象各个部位的肌肉正在逐渐放松，直到感觉焦虑情绪缓解。建议每次肌肉放松时间为 5 ～ 10min。

3. 针对过分紧张的患者进行心理认知治疗　可能由于性格、年龄、性别等原因，部分术后患者对自己的机体处于异常敏感、警觉的状态，因此他们会放大任何一个不舒服的线索。比如疼痛，患者感到疼痛后立即表现为疼痛难忍的状态，描述为"很痛，特别痛"，无法具体化疼痛的程度。首先帮助患者认清疼痛的程度，可采用让患者打分制——如疼痛程度为 10 分，让患者描述现在的疼痛程度。帮助他们分清主、客观因素，明确哪些是事实存在的，哪些是心理对疼痛的威胁进行了"灾难化"的想象。此项认知训练，刚开始时患者可能每次都打到疼痛最高分，但只需慢慢引导患者进行每日的状态记录，进行疼痛程度、心情和整体感觉的打分，耐心地询问患者和前一日对比的状态如何，通过对比，方可看见整体疼痛分值在下降，从而建立患者康复的信心，减少焦虑感。

4. *药物治疗* 如患者的焦虑程度过高，通过心理支持、心理干预都没有达到显著的缓解作用，并且由于焦虑引发躯体疼痛、失眠等继发性症状时，需考虑给予相应的镇痛药物或抗焦虑药物等进行治疗，从而消除患者因疼痛引起的焦虑，稳定患者的情绪，消除患者极度的紧张、恐惧和焦虑等不良反应，起到对不良感觉产生顺行性遗忘效应，更有利于患者术后康复。

四、颈椎外伤患者术后康复锻炼举例

1. 无脊髓损伤

（1）术后患者清醒后即指导进行功能锻炼，以观察神经恢复情况，防止关节僵硬、肌肉萎缩，促进血液循环，防止静脉血栓。术后患者可去枕颌布兜牵引或颅骨牵引，平卧 4 ~ 6h，颈部不能扭曲，翻身时需头颈成一水平直线呈轴式翻身，颈部两侧用沙袋固定，以免再次发生移位，损伤脊髓。

（2）术后第 1 天开始做上肢伸展、扩胸运动、手的握力锻炼（用力握圈或捏橡皮球）及下肢的屈伸活动。术后第 3 ~ 4 天，若病情允许，摇高床头，在医务人员的协助下佩戴颈托练习坐起。术后第 5 ~ 6 天可下床活动，下床时佩戴颈托先侧身坐起，然后逐渐将身体移至床边，双足下垂，无头晕、眼花感觉时再站立行走，避免长时间卧床突然站立引起直立性低血压而跌倒。

（3）术后5～7天伤口拆线，拆线后即可出院。出院后仍要注意休息，加强营养。佩戴颈托3个月，3个月后到医院摄X线片复查，决定是否拆除外固定物。应避免颈部受到外力的碰撞，拆除外固定物后日常生活中注意不要使颈部过度疲劳，如阅读、书写时要定时抬头，轻轻转动一下，让颈部稍做休息，要避免突然转动颈部，需要转身时务必使头部与身躯同时转动。继续加强上肢和下肢的主动锻炼及被动锻炼，主要是为了防止关节僵硬和肌肉萎缩。

2. 有脊髓损伤

（1）脊髓损伤平面以下肢体的感觉功能、运动功能和反射完全或部分丧失，康复锻炼应自损伤之日开始，通过保持和改善损伤后尚存的肢体残余功能，促进与协调活动能力，使用辅助装置，协助患者获得功能的更大恢复。

（2）术后第3～4天，病情允许时在医务人员的协助下，抬高床头，患者佩戴颈托在床上练习坐立，使用辅助工具练习进食，继续加强上肢肌力、背阔肌和各手指的锻炼，在床上活动。术后第7～8天，在他人帮助下练习从床上到轮椅、从轮椅到床上的锻炼。坐轮椅超过2h时应注意每30分钟左右用上肢撑起躯干，使臀部离开椅子，避免坐骨结节处形成压疮。对瘫痪的肢体采取被动功能锻炼方式进行活动，每天6～8次，每次5～10min。

（3）加强日常生活训练，生活能力尽可能达到最大程度的恢复，还可根据患者自身条件、文化水平、爱好，选择与伤残后相适合的职业进行训练，为重返社会创造条件。恢复期是长时期、最艰难、最痛苦的阶段，医护人员及家属还应辅以心理治疗以增强患者战胜疾病的信心，以最大的努力求得患者各项功能的最大恢复。

五、颈椎后路椎管扩大椎板成形术术后康复举例

1. **体位护理** 术后平卧 4～6h，颈后切口区垫小圆形软垫以利于压迫止血。6h 后采用"轴滚动式"翻身法轴线翻身，并鼓励患者做四肢屈伸活动。

2. **切口及引流管的护理** 注意观察术区敷料情况，保持敷料完整和整洁。保持引流管通畅。密切观察引流液的量、颜色和性状，并做好记录。若引流量多且稀薄、色淡，考虑有脑脊液漏的可能，应立即停止负压吸引。常规术后 24～72h 拔出引流管，合并脑脊液漏的患者延迟拔管。

3. **神经功能的观察** 患者清醒后持续密切观察其肢体活动及肌力情况，如果出现肢体活动障碍及感觉异常，应考虑是否术后血肿形成压迫脊髓，也有可能再关门发生或铰链侧断裂压迫脊髓，一旦发生，应及时发现并报告医师进一步处理。

4. **冷热敷护理** 术后 24h 内术区给予冷敷，以减轻术区局部充血、出血，使神经末梢的敏感性降低而减轻疼痛。72h 后行颈背部及上肢热敷、按摩，通过温热刺激降低痛觉神经的兴奋性，改善血液循环，减轻炎性水肿及组织缺氧，预防颈后方组织粘连；按摩具有舒筋、活血通络的作用，避免术后颈后肌群萎缩及瘢痕组织过度增生，预防术后颈部轴性症状发生。

5. **功能锻炼** 术前、术后根据患者神经功能状态、颈椎稳定性、生理曲度、门轴稳定性综合评估，术后在恰当的时机尽早去除颈托，开始功能训练，对于促进颈椎运动功能的康复、预防术后颈部轴性症状的发生具有重要意义。术后当天，患者麻醉清醒后即可开始行颈部及肩部肌肉等长收缩练习，四肢主动、被动活动；术后第 2 天开始做扩胸运动、深呼吸、有效咳嗽排痰，协助患者行上肢抬高和关节被动活动；术后第 3 天，给予颈背部按摩，做四肢主动活动，如手抓空训练，反复用力握拳，拔除引流管的患者佩戴颈托后

下床活动；佩戴颈托的 1 ～ 2 周后即可开始轻柔的颈椎屈伸运动练习，术后 6 ～ 8 周在完全去除颈托的情况下进行颈椎屈伸运动，可促进患者颈部肌力恢复、提高骨性结构稳定性，预防术后颈部轴性症状的发生。

6. **出院指导** 出院时告知患者继续康复训练的重要意义，指导患者继续进行颈背部肌力及关节功能锻炼，如颈部双手对抗后伸、扩胸运动、提肩及旋转肩部，锻炼应循序渐进地进行，不可用力过大过猛，颈部伸曲、侧曲应轻柔，防止颈部过度活动再损伤。同时告知患者尽量避免长时间低头等动作。

颈部肌肉锻炼动作还有：①卧床时，颈部保持直立的状态，收下颌，枕部向后压床面，保持 10s，头部向左转动 45°，枕部向后压床面，停留 10s，再向右转头 45°，枕部向后压床面，停留 10s 左右。循序渐进，每个角度，延长至 2min。每天做 20min。②游泳。游泳之前要做好热身锻炼，防止肌肉损伤。

六、术后如何复查

1. **复查时间** 一般术后复查时间为术后 1 个月、3 个月、6 个月、1 年、2 年。

2. **复查内容** 颈椎 X 线片、颈椎 CT，根据患者术式的不同和术后症状，联合颈椎 MRI，一起判断术后内固定装置和脊髓情况。

七、手术后症状加重怎么办

颈椎共有 7 个节段，根据患者术前的症状、体征和影像学表现，脊柱外科医师会选择前路手术或后路手术，甚至前后路联合手术，一期手术、二期手术等。多数是针对 1 个节段，甚或 3 个节段，但很少针对 7 个节段均做手术。因此，术后症状加重要及时就医，告知医师目前的症状，根据即刻复查的影像学检查（X线片、CT、MRI）结果来判断是未手术节段出了问题，还是手术节段需要补充后路手术（若第一次手术为前路手术），或是需要行之前计划的二期手术。患者和家属应积极配合，早发现、早治疗。

参考文献

黄小林，严国胜，李丹，2012. 气管插管后持续性声嘶原因及疗效分析 [J]. 听力学及言语疾病杂志，20(2)：177-178.

王帅，董明岩，2015. 延长切口引流时间并间断夹闭引流管治疗脊柱手术后脑脊液漏 42 例对照观察 [J]. 陕西医学杂志，44（9）：1226-1227.

王钰，雷鹏，朱迪，等，2015. 腰大池置管引流治疗椎管术后脑脊液漏 [J]. 创伤外科杂志，17（1）：63.

CAVO J W, 1985. True vocal cord paralysis following intubation[J]. The Laryngoscope, 95(11)：1352-1359.

ELLIS P D M, PALLISTER W K, 1975. Recurrent laryngeal nerve palsy and endotracheal intubation[J].The Journal of Laryngology & Otology, 89(8)：823-826.

ENDO K, OKABE Y, MARUYAMA Y, et al, 2007. Bilateral vocal cord paralysis caused by laryngeal mask airway[J]. American Journal of Otolaryngology, 28(2):126-129.

JOSEPH V, KUMAR G S, RAJSHEKHAR V,2009. Cerebrospinal fluid leak during cervical corpectomy for ossified posterior longitudinal ligament：incidence，management，and outcome[J]. Spine （Phila Pa 1976），34（5）：491-494.

LEI T, SHEN Y, WANG L F, et al, 2012. Cerebrospinal fluid leakage during anterior approach cervical spine surgery for severe ossification of the posterior longitudinal ligament: prevention and treatment[J]. Orthop Surg, 4（4）:247-252.

MEHTA A I, ADOGWA O, KARIKARI I O, et al,2013. Anatomical location dictating major surgical complications for intradural extramedullary spinal tumors: a 10-year single-institutional experience[J]. J Neurosurg Spine, 19（6）: 701-707.

MEHTA G U，OLDFIELD E H, 2012. Prevent ion of intraoperative cerebrospinal fluid leaks by lumbar cerebrospinal fluid drainage during surgery for pituitary macroadenomas[J]. J Neurosurg, 116（6）: 1299-1303.

STURGEON C, STURGEON T, ANGELOS P, 2009. Neuromonitoring in thyroid surgery: attitudes, usage patterns, and predictors of use among endocrine surgeons[J]. World J Surg, 33(1): 417-425.

ZHANG J, ZHAO Z, CHEN Y, et al, 2010. New insights into the mechanism of injury to the recurrent laryngeal nerve associated with the laryngeal mask airway [J]. Medical Science Monitor, 16(5): HY7-HY9.

第9章

颈椎影像学检查的特殊用途

一、不可忽视的斜位 X 线检查

由于人体的颈椎间盘运动范围较大，容易受到更多的创伤和劳损，进而出现颈椎间盘退行性变。该病理变化过程：早期患者一般出现颈椎间盘脱水、髓核水分减少和纤维环出现纤维肿胀症状，随着病情发展，继而发生变性，甚至破裂。患者的颈椎间盘出现退行性变性后，其耐压能力和耐牵拉能力均受到严重影响，可能出现局部向四周隆突的现象，易导致颈椎病患者的椎间盘间隙变窄、关节突重叠错位和椎间孔的纵径变小。在人体中，椎间孔所起的功能是节段性脊神经出椎管的出口，也是椎管内软组织和骨结构的血管及神经分支进入椎管的门户。从解剖结构上可以发现，椎间孔的上部和下部为椎弓根，前部为椎体和椎间盘的后外侧面，后部为椎间关节的关节囊和黄韧带外侧缘。在正常情况下，所有神经通过椎间孔后还剩余一部分空隙，这部分空隙由疏松的结缔组织和脂肪填充，这样可以保证机体在运动过程中，这些结构可以轻度地相对运动。而在病理情况下，若椎弓根发生异常，如骨折或移位、椎间盘的退行性变和脱出、黄韧带出现肥厚、椎间关节关节囊肥大等病变均可导致椎间孔出现狭窄（图9-1），从而对神经根产生压迫，使患者出现一系列的头晕、头痛、四肢麻木等症状。目前，临床上常将颈椎斜位 X 线片作为在颈椎病中检查椎间孔的最佳方法，也常将颈椎斜位 X 线片的检查结果作为颈椎病的诊断依据。

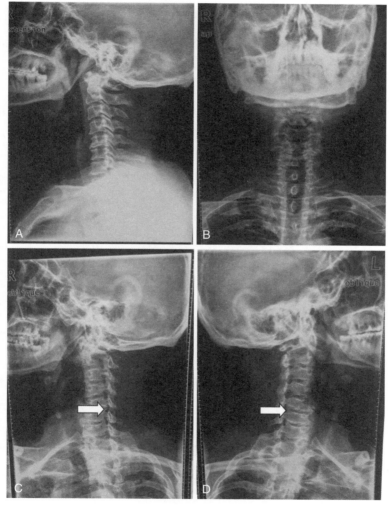

图 9-1　**颈椎病患者斜位 X 线片**

A. 颈椎侧位 X 线片；B. 颈椎前后位 X 线片；C. 右侧颈椎斜位 X 线片：$C_5 \sim C_6$ 椎间孔明显狭窄（箭头所示）；D. 左侧颈椎斜位 X 线片：$C_5 \sim C_6$ 椎间孔稍狭窄（箭头所示）

（图片由北京积水潭医院提供）

二、MRI 和 CT 的区别

后纵韧带骨化（ossification of the posterior longitudinal ligament，OPLL）是颈椎后纵韧带异常增厚、骨组织形成，造成脊髓和（或）神经根受压而产生的肢体感觉功能、运动功能及自主神经功能紊乱所致的疾病，为亚洲人群脊髓病的重要原因，在脊髓型颈椎病中的出现率高达 25%。随着多层螺旋 CT 及 MRI 的渐趋普及，其广泛应用于 OPLL 诊断、手术评估及临床随访。OPLL 在不同脊椎区域及不同时期骨化程度可不同，造成影像学上的密度或信号的差异。随着 CT 在各级医院的普及，CT 逐渐取代传统 X 线片成为 OPLL 诊断的可靠手段。OPLL 的 CT 表现：椎体后缘的高密度骨化影向后突入椎管内，骨化的后纵韧带呈半圆形、椭圆形或不规则形、横条形等多种形态。CT 具有较高的密度分辨率，CT 可较好地显示后纵韧带骨化，同时可以直观显示椎体骨质增生、关节突肥大、椎板增厚的程度，进而判断椎管的狭窄程度等，但因日常 CT 检查中大部分为椎间隙轴位扫描，难以准确判断病变范围，易漏诊节段型的后纵韧带骨化，且无法诊断骨髓水肿及坏死等病理变化。

MRI 多参数、多序列、多方位成像的优势，以及近年来开发的多种测量基线，可较好评估颈椎及脊髓病变。MRI 在后纵韧带骨化诊断中的作用越来越受到重视，其优势：①多方位成像可较大范围地显示多节段分布的病灶，能准确显示病灶范围；②根据硬膜囊和脊髓有无受压改变，可准确地判断椎管狭窄的程度；③ MRI 具有较高的软组织分辨率，对脊髓病变的显示具有较高的敏感性，不仅能显示病变解剖形态，还可提供有关的病理和生化方面的信息，能清晰显示脊髓因长期受压或轻微创伤引起的病理改变，如脊髓水肿、脱髓鞘、脊髓软化坏死、空腔形成等，特别是 T_2WI 能清楚显示病灶；④ MRI 信号强度可以反映 OPLL 的病理改变。

后纵韧带骨化的 MRI 表现：矢状位表现为椎体后缘与蛛网膜

下腔间的纵行条状低信号或以低信号为主的混杂信号；横轴位表现为椎体后方横行条状低信号，或低信号与等信号的混杂信号，骨化的后纵韧带与椎体间有线状长 T_2 信号分隔。

CT 和 MRI 检查对 OPLL 的诊断各有优势。CT 能准确显示 OPLL 病灶大小、椎管狭窄程度及骨质改变情况，MRI 能准确显示 OPLL 范围、椎间盘的变化及相应脊髓水肿，两者相结合，优势互补，有助于 OPLL 的诊断，对指导手术并判断预后具有重要的临床价值。

三、颈动脉 CT 血管造影术在颈性眩晕的诊断价值

颈性眩晕是指由于椎 – 基底动脉自身病变和（或）椎动脉颅外段受邻近结构病变的影响，进而引起前庭感受器供血不足，出现以眩晕为主要症状的临床综合征。CT 血管造影术（CT angiography，CTA）可以显示直径＞ 0.7cm 的血管，通过容积重建（VR）、多平面重建（MPR）和任意切线切面重建（CPR）等多种图像重组方法，不仅能直接显示椎动脉的形态学异常，同时可清晰观察椎动脉周围颈椎结构的改变，其对血管的显示能力可与数字减影血管造影（DSA）相媲美，对颈椎骨性结构的显示优于 X 线片和 MRI，能全面评价椎 – 基底动脉形态异常及周围颈椎结构异常，对颈性眩晕的病因诊断具有重要价值。

VR 可以再现颈椎的三维立体解剖结构，适当运用切割技术、旋转角度可以多方位观察椎动脉与颈椎、枕骨及周围大血管等结构的关系，很好地显示椎动脉的整体形态及走行异常。VR 对于发现椎动脉变异畸形、椎动脉迂曲闭塞具有重要意义。VR 的不足在于骨质与血管接近的部位，由于骨密度较高，受部分容积效应的影响，骨质与血管不能完全分离，而且 VR 不能显示管壁及管腔内的情况，所以无法判断血管狭窄的原因。

MPR 是将横轴位的许多像素沿某一层面重建而成，其重建平面可以任意选择，因此也可以从不同角度观察和了解血管的形态和解剖关系，同时可以观察管腔及管壁的情况。但是，由于椎动脉的走行通常不在同一平面，因此 MPR 难以反映血管的全程。CPR 则可以解决该问题。它是沿扭曲血管划一条线，然后沿此线重建，所得图像将原来的扭曲血管拉直、展开并显示在同一幅二维图像上。它不仅可以观察血管全程，也能显示血管周围骨质和软组织情况，有利于判定狭窄的原因。例如，骨质增生造成的骨性椎间孔狭窄或钩椎关节增生压迫椎动脉都可以直观地显示，但由于曲面拉直，所显示的结构与实际的解剖结构存在一定程度的变形，一般需要做多方位的剖层，并结合原始轴位图像，防止误诊、漏诊。

椎－基底动脉形态异常包括硬化性狭窄、发育不良、走行迂曲、异位开口、走行变异及基底动脉开窗畸形等，其中硬化性狭窄、发育不良、走行迂曲在临床中比较常见。不少椎动脉轻、中度狭窄的患者在头颈部活动时出现眩晕症状，推测可能是头颈部活动加重了原有狭窄程度，超过了椎动脉自身的代偿能力导致供血不足，从而产生眩晕。另外，当双侧椎动脉同时出现狭窄时，机体代偿能力也会明显下降，容易出现眩晕症状。颈椎不稳定引起的椎体错动不仅会使椎动脉受压导致血管狭窄，同时周围交感神经受刺激引起反应性血管痉挛，从而产生眩晕，可能是颈性眩晕的独立危险因素。

四、肌电图检查

神经根型颈椎病由颈椎椎间盘突出、关节增生导致单侧或双侧脊神经根遭受刺激或受压而致颈背部及一侧上肢疼痛、麻木，同时伴有该脊神经根支配区域运动障碍和反射改变为主要临床表现的疾病。通常根据症状、体征及颈椎 MRI 进行诊断。颈椎 MRI 检查是主要的诊断方法，但其只能反映组织结构上的改变，无法准确判断神经功能状态，且在发病早期典型症状不明显，极易造成漏诊或误诊。电生理检查躯体感觉诱发电位能客观反映颈椎病的神经功能，弥补临床体格检查敏感性低，以及 MRI 只能反映组织结构改变的不足。N13 是神经根损伤的敏感指标，故 N13 波形消失可提示感觉神经根受损。肌电图可准确显示神经肌肉的传导功能，为腕管综合征和神经根型颈椎病的鉴别诊断提供客观依据。颈椎 MRI 检查只能在检查结果中观察到较为宽泛的范围，无法反映神经根功能，肌电图检查能够更加详细地观察到 1 ～ 2 个异常神经节段，将病变范围进一步缩小。相比于颈椎 MRI 检查结果，肌电图检查结果更加准确。

因此，肌电图在神经根型颈椎病诊断方面越来越被临床重视。肌电图检查被认为是评价神经根性损害最有价值的电生理方法，能够评估神经根型颈椎病的神经功能状态。

五、CT 提供椎动脉沟环压迫椎动脉的解剖学依据

椎动脉沟环是一个不容忽视的疾病。椎动脉沟环在发病率上呈明显的地区及性别偏倚，于 1879 年首次发现。

在 2005 年，Paraskevas G 团队通过对希腊北部人群寰椎标本的研究发现关于这方面研究的解剖学证据。共 176 块完整且无明显病理表现的寰椎样本被纳入研究，研究样本均来自萨洛尼卡亚里士多德大学医学院解剖学系的骨骼收藏，研究的标本从 5 岁到 90 岁不等，对寰椎双侧椎动脉沟环进行形态研究。2017 年，一篇来自于 *World Neurosurg* 的系统综述将其分为完整性椎动脉沟环和非完整性椎动脉沟环，分析其发病率，并评估其与颈源性头痛的相关性。在 500 例患者中，79 例出现椎动脉沟环（34 例为完整性椎动脉沟环，45 例为非完整性椎动脉沟环），患病率为 15.8%。其中，男性椎动脉沟环的发生率为 13.1%，女性椎动脉沟环的发生率为 17.9%。在研究样本中，颈源性头痛的总患病率为 6%，研究发现，椎动脉沟

环通过对椎动脉压迫进而导致头痛、偏头痛等一系列症状，因此，颈源性头痛与椎动脉沟环显著相关。

研究发现，93.5%的单侧椎动脉沟环样本的对侧椎动脉沟较深，研究者解释为单侧椎动脉沟环出现时致使对侧椎动脉代偿性增加血流量导致椎动脉扩张，继而产生较深的椎动脉沟。

在13例患者（77.2%）的寰椎样本中发现逆行横突孔，逆行横突孔的存在是人类的系统发育特征，因为直立人的重力作用大部分血液从颅骨排出到椎静脉丛，由于椎动脉沟环中椎静脉的挤压，血流被引导到连接寰枕静脉和寰枢静脉的小静脉窦。

椎动脉沟环的上下直径右侧为5.1～6.1mm，左侧为4.6～5.8mm；右侧前后直径为5.6～6.9mm，左侧为6.1～7.2mm。之前的研究发现椎动脉沟的平均上下径分别为5.3mm和5.1mm，而右侧和左侧的平均前后径分别为6.4mm和6.6mm，与本研究结果一致，即上下直径小于前后直径，可能是由于椎动脉在通过骨性沟环时被压迫所致。

2017年，韩国团队采用3D-CTA评估其形态特征，并分析其对两种上颈椎手术固定方式（寰椎侧块固定和枕骨髁固定）的影响，研究结果发表于 *Clinical Neurology and Neurosurgery*。

寰椎侧块固定的相关测量：① VAD，椎动脉直径；②椎动脉沟环的面积；③骨槽高度（VAGH）和后弓高度（PAH）；④两种固定方式的6个最佳入口点；⑤寰椎后结节到椎动脉沟环内侧和外侧基底的距离（D-PTM 和 D-PTL）；⑥寰椎后弓到椎动脉的距离（AVD）。此外，还测量了椎动脉到枕骨的距离（VOD）。

研究共纳入2628例患者，其中186例（7.1%）患者存在椎动脉沟环，这种变异在男性和左侧更为常见。平均VAGH值和PAH值分别为5.0～6.0mm和7.0～8.8mm。不论是否存在椎动脉沟环，VAGH值均无统计学差异。无论是否存在椎动脉沟环，4mm是寰椎侧块置钉的安全距离。

枕骨髁固定的相关测量：①枕骨和寰椎的夹角（OC1A）；②椎动脉到枕骨的距离（VOD），变异侧枕骨至后弓的距离（OC1S）；③椎动脉到枕骨的距离（VOD），正常侧枕骨至后弓的距离（OC1S）。

OC1S 平均为 10.0 ～ 12.4mm。无论是否存在椎动脉沟环，左侧的 OC1S 值明显偏高。变异侧平均 VOD 值（6.0 ～ 8.0mm）远高于正常侧（4.2 ～ 5.7mm）。3.5mm 是枕骨髁置钉的安全距离，变异侧拥有安全枕骨髁置钉的比例也远高于正常侧。存在椎动脉沟环的患者，由于相对较大的骨性区域（VAGH）和空间区域（VOD），进行寰椎侧块固定和枕骨髁固定可能具有一定的解剖学上的可行性和优势，但在解剖维度（VAGH、VOD 和 AVD）上存在性别差异，因此，今后对女性患者进行上颈椎手术应更加谨慎。

六、椎动脉沟环是寰椎侧块螺钉置入的危险因素

2018 年，一篇研究通过三维 CT 造影测量椎动脉沟环及其与椎动脉的解剖关系，研究结果发表于 *World Neurosurg*。在 200 名受试者中，有 14.3% 的患者发现椎动脉沟环，这种变异在女性和右侧更为常见。其中，48.2% 的患者双侧出现椎动脉沟环。椎动脉在通过寰椎后弓骨桥之前的路径不尽相同。与正常者相比，椎动脉与寰椎后弓内侧交点的距离较大，而椎动脉与寰椎后弓之间的距离较窄。三维造影揭示了骨桥如何影响椎动脉。存在沟环的椎动脉明显比正常者窄。与骨桥的距离＞ 4mm 时，侧块螺钉的置入是安全的。

无论椎动脉沟环是否完整，基于侧位 X 线片的研究的发病率都低于基于 CT 与尸体标本的研究。研究表明，侧位 X 线片识别椎动脉沟环的准确率较低，仅能作为筛选，如需评估其形态应进行 CT 检查。

参考文献

ARSLAN D, OZER M A, GOVSA F, et al, 2018. The ponticulus posticus as risk factor for screw insertioninto the first cervical lateral mass [J]. World Neurosurg, 113: e579-e585.

CHIBA K, TOYAMA Y, MATSUMOTO M, et al, 2002, Segmental motor paralysis after expansive open-door laminoplasty [J]. Spine (Phila Pa 1976), 27(19): 2108-2115.

FAN D P, SCHWARTZ D M, VACCARO A R, et al, 2002. Intraoperative neurophysiologic detection of iatrogenic C5 nerve root injury during laminectomy for cervical compression myelopathy [J]. Spine (Phila Pa 1976), 27(22): 2499-2502.

HASEGAWA K, HOMMA T, CHIBA Y, 2007. Upper extremity palsy following cervical decompression surgery results from a transient spinal cord lesion [J]. Spine (Phila Pa 1976), 32(6): 197-202.

HASHIMOTO M, MOCHIZUKI M, AIBA A, et al, 2010. C5 palsy following anterior decompression and spinal fusion for cervical degenerative diseases [J]. Eur Spine J, 19(10): 1702-1710.

HOJO Y, ITO M, ABUMI K, et al, 2011. A late neurological complication following posterior correction surgery of severe cervical kyphosis [J]. Eur Spine J, 20(6): 890-898.

IMAGAMA S, MATSUYAMA Y, YUKAWA Y, et al, 2010. C5 palsy after cervical laminoplasty: a multicenter study [J]. J Bone Joint Surg Br, 92 (3): 393-400.

KATSUMI K, YAMAZAKI A, WATANABE K, et al, 2012. Can prophylactic bilateral C4/C5 foraminotomy prevent postoperative C5 palsy after open-door laminoplasty? A prospective study [J]. Spine (Phila Pa [1976], 37(9): 748-754.

KITEHEL S H, EISMONT F J, GREEN B A, 1989. Closed subarachnoid drainage for management of cerebrospinal fluid leakage after an operation on the spine [J]. J Bone Joint Surg(Am), 7l(9): 984-987.

KOMAGATA M, NISHIYAMA M, ENDO K, et al, 2004. Prophylaxis of C5 palsy after cervical expansive laminoplasty by bilateral partial foraminotomy [J]. Spine J, 3(22): 650-655.

KOU J, FISCHGRUND J, BIDDINGER A, et al, 2002. Risk factors for spinal epidural hematoma after spinal surgery [J]. Spine, 27(15): 1670-1673.

NASSR A, JASON C, WILLIAM F, et al, 2012. The incidence of C5 palsy after multilevel cervical decompression procedures: a review of 750 consecutive cases [J]. Spine (Phila Pa 1976), 37(3): 174-178.

ODATE S, SHIKATA J, YAMAMURA S, et al, 2013. Extremely wide and asymmetric anterior decompression causes postoperative C5 palsy [J]. Spine (Phila Pa 1976), 38(25): 2184-2189.

PARASKEVAS G, PAGAZIGAS B, TSONIDIS C, et al, 2005. Gross morphology of the bridges overthe vertebral artery groove on the atlas [J]. Surg Radiol Anat, 27(2): 129-136.

RADCLIFF K E, LIMTHONGKUL W, KEPLER C K, et al, 2014. Cervical laminectomy width and spinal cord drift are risk factors for postoperative C5 palsy [J]. J Spinal Disord Tech, 27(2): 86-92.

RAZFAR A, SADR-HOSSEINI S M, ROSEN C A, et al, 2012. Prevention and management of dysphonia during anterior cervical spine surgery [J]. The Laryngoscope, 122(10): 2179-2183.

SAKAURA H, HOSONO N, MUKAI Y, et al, 2003. C5 palsy after decompression surgery for cervical myelopathy [J]. Spine (Phila Pa 1976), 28(21): 2447-2451.

SCOVILLE W B, 1961. Cervical spondylosis treated by bilateral facetectomy and laminectomy [J]. J Neurosurg, 18(4): 423-428.

SEICHI A, TAKESHITA K, KAWAGUCHI H, et al, 2004. Postoperative expansion of intramedullary high-intensity areas on T2-weighted magnetic resonance imaging after cervical laminoplasty[J]. Spine (Phila Pa 1976), 29(13): 1478-1482.

SHIOZAKI T, OTSUKA H, NAKATA Y A, et al, 2009. Spinal cord shift on magnetic resonance imaging at 24 hours after cervical laminoplasty [J]. Spine (Phila Pa 1976), 34(3): 274-279.

SONG M S, LEE H J, KIM J T, et al, 2017. Ponticulus posticus: Morphometric analysis and its anatomical implications for occipito-cervical fusion [J]. Clin Neurol Neurosurg, 157: 76-81.

STOOPS W L, KING R B, 1961. Neural complication of cervical spondylosis: their response to laminectomy and foraminotomy [J]. J Neurosurg, 19(11): 986-999.

TAMBAWALA S S, KARJODKAR F R, SANSARE K, et al, 2017. Prevalence of ponticulus posticus on lateral cephalometric radiographs, its association with cervicogenic headache and a review of literature [J]. World Neurosurg, 103: 566-575.

URIBE J, MOZA K, JIMENEZ O, et al, 2003. Delayed postoperative spinal epidural hematomas [J].Spine J, 3(1): 125-129.

WANG M, LUO X J, DENG Q X, et al, 2016. Prevalence of axial symptoms after posterior cervical decompression: a meta- analysis [J]. Eur Spine J, 25(7): 2302-2310.

YANG Y, MA L, LIU H, et al, 2016. A meta-analysis of the incidence of patientreported dysphagia after anterior cervical decompression and fusion with the zero- profile implant system [J]. Dysphagia, 31(2): 134-145.